大展好書　好書大展
品嘗好書　冠群可期

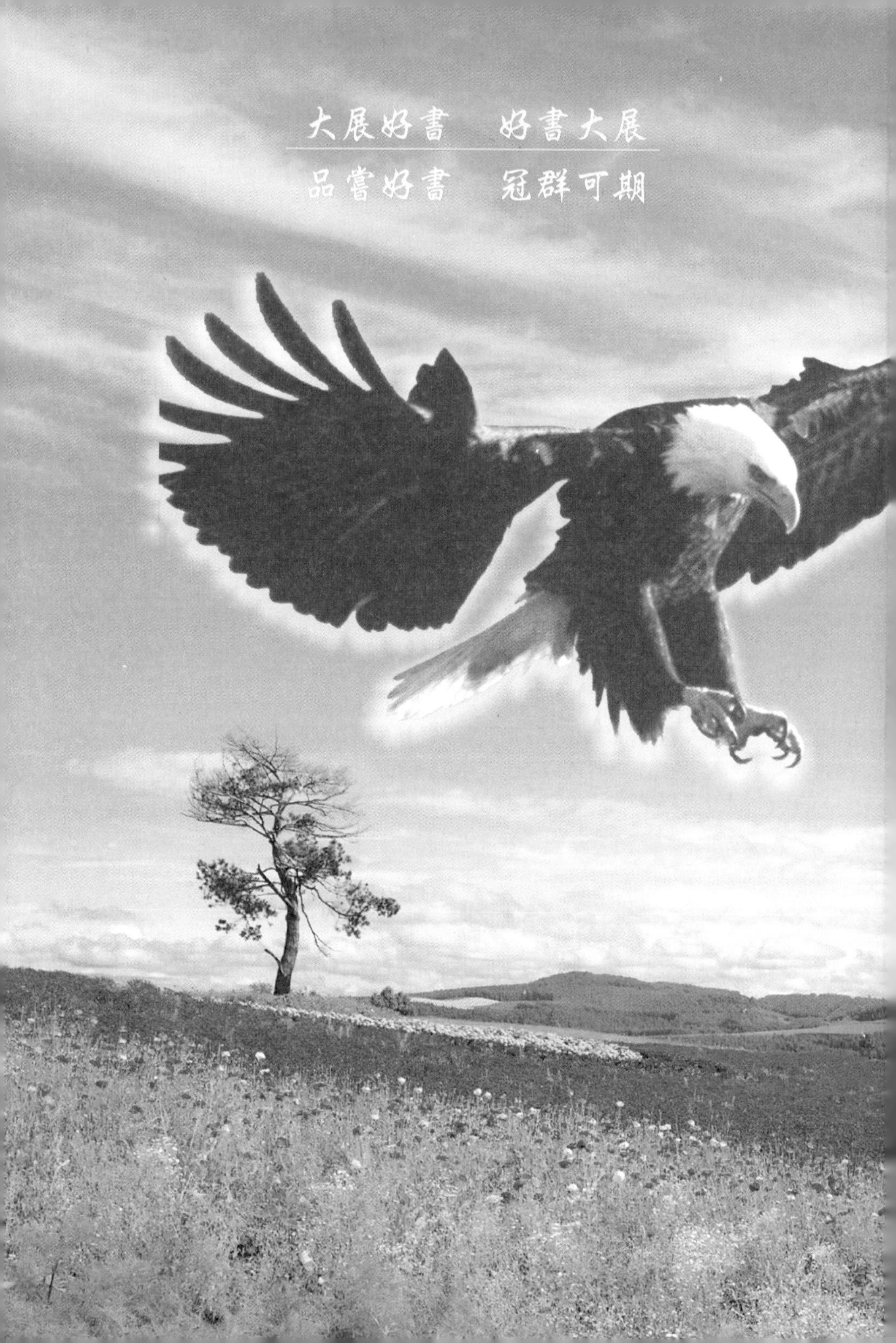
大展好書　好書大展
品嘗好書　冠群可期

親子系列

8

智障兒
保育入門

楊鴻儒／主編

大展出版社有限公司

序

這是一本關於智障兒的書，以智障兒的一般性治療、訓練以及早期療育為主要題材。書中也包括各種不同程度的智障兒之治療情況。

其中也有不少負責托兒所智障保育老師們的心聲，這些老師經常來向我們請教有關智障兒教育方面的問題，因為彼此的時間有限，以致無法仔細討論問題的核心。有鑑於此，我們很想舉辦一系列關於智障兒保育的研習會，來徹底解決智障兒的教育及保育的問題。

以智障兒參加社會活動為題材看來，由於社會並非專屬於大人的，對於孩子們而言，社會的參予也是很重要的題材。關於智障兒的療育，首先必須要讓他們走出封閉的世界而迎向光明開放的天地。所以，協助智障兒踏出成功的第一步，是相當重要的。

我們要用開放的療育方法來幫助智障兒。因此，無論是那些孩子們也好、老師們也好，二者之間都必須要能相互的自由交流。同時，也希望藉此機會讓專門療育的機構和一般療育的機構之間，有更好的溝通與交換寶貴的意見。本書是我們參予一般保育團體的醫療工作中，所得到的一些心得與訊息。因此，盼望讀者們不要只閱讀一部分，而是要從頭到尾徹底地看過，才能有所收穫，相信本書一定能帶給你有效的實用性。

本書的各章原係採用分擔執筆的方式寫成的，所以開始時的各章各段的文脈無法保持相當的一貫性，且在保育智障兒的部分也著墨不多。所以我們將本書重新編纂，除了執筆者外，也有其他從事智障保育工作人員的意見與心得。雖然看起來仍欠缺一貫性，但是內容的參考價值已是不容置疑的。盼望讀者們閱畢本書後，能擁有更多的收穫。

目錄

第五章　對智障兒的理解與保育

第六章　針對情緒障礙兒的理解與保育

第七章　達成家長願望的方法

第八章　觀察與記錄的方法

第一章　關於智障兒的總論

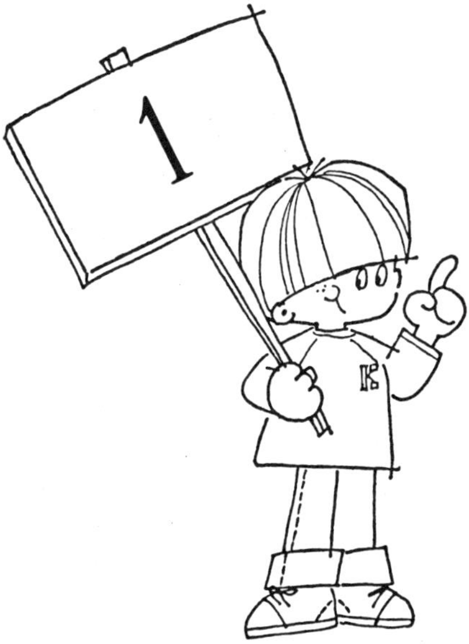

建立親和的友誼關係

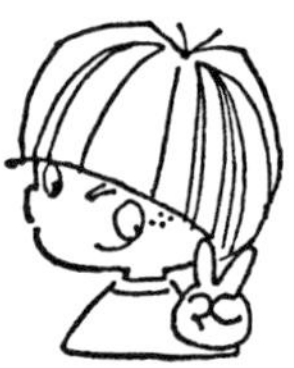

我首次接觸智障兒是二十年前的事情，那時是我醫生生涯的第二年。

他們的手足均已痲痺，雙脚也必須裝上皮製及鐵製的套子，同時也需倚著T字杖來走路，對我這個新上任的醫師而言，他們跟一般人顯然是有差別的。在和他們接觸的過程中，我對他們慢慢有了更深一層的瞭解。剛開始的時候，他們很害羞也很自閉，臉上幾乎看不到什麼笑容。但是經過一週的接觸後，他們對我而言，總算成爲一個天眞開朗的普通孩子了。現在到這裏來實習智障保育的學生們，大體上都和我有同樣的經驗。剛開始時的接觸，這些智障兒表現得很客氣、很溫和，慢慢相處久了，他們就變成較不客氣，而且也容易發怒。

雖然他們有智障的情況，但他們仍然是小孩子，因此我們必須把他們看做一個「個體」，把他們當作一般的小孩來看，這樣我們從事智障保育的人員才能更加瞭解他們。

然而對這些不良於行的智障兒雙親而言，他們腦中只想著要如何讓孩子能平穩地走路，卻將智障兒在幼兒期的生活教育排在其次。這種保育的方式，不僅會造成孩子任性及依賴的個性，同時也容易養成不良的生活習慣。另外，有些托兒所利用中午休息的時間，對這些智障兒做個別的教育和訓練，這種做法本身就更有問題了。因爲午睡對小孩的成長和發育是極爲重要的，既然是如此，爲什麼不讓他午睡而要利用這個午休時間去「訓練」呢？所以，對於智障兒，我們不僅要了解他們的身體狀況，同時還要藉著「肢體」的觸摸來了解他們。因此在教育他們之前，彼此之間先建立良好友善的關係是必要的。當有人請你教導智障兒的時候，多半心裏所想的並不是「智障」方面的問題。你要把他們視爲一個普通的小孩來看待而予以瞭解，所以當你面對這樣的孩子時，首先你要視他爲一個普通、完整的個體，而且要建立彼此間的友好關係，讓他們能跟你毫無畏懼地相處、學習。如此一來，在彼此熟悉的情況下，孩子們就更能容易的接受教導和訓練了。

理解智障兒

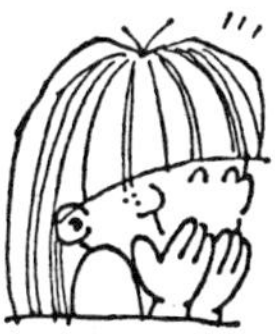

經過一週的時間，我逐漸了解這群智障兒，於是我知道這些小孩在哪種情況下會做什麼及不會做什麼。如果我們能發現及瞭解這些智障兒在基本行爲上的各種情況的話，那麼即使是身爲義工的保育人員，在街上不期而遇的情形下，也能對這些小孩有親近、熟悉的感覺。然而，假定以一個負責照顧及管教智障兒的保姆來說，他們必須要事先了解這些智障兒的各種智障性質及程度，並且相當仔細的瞭解才可以。

一般說來，教育界對智障兒的教育方法，有互相矛盾的傾向。他們一方面以冷靜的觀察、分析及評估，來判斷孩子；而另一方面，又認爲要給智障兒完全的「保護教育」。他們對「智障的本質」不瞭解所引起的恐怖感，却使得孩子們不能參加正常孩子的活動。

有某位小學教師，對患有裂脊柱症及雙脚痲痺的孩子，投入很多心血來教育他們。這位老師說：「對我而言，這群孩子患什麼病並不重要，而我所明白的是這些孩子都是我眼中活潑可愛、努力用功的孩子，他們跟一般孩子沒有什麼不同。」這位老師的主張的確太好了。我對這位老師說：「『裂脊柱症』這種病，不只是運動神經上的痲痺，也是一種感覺神經的痲痺，這種病患的脚底通常不會有『痛』的感覺。例如，在遠足的時候，智障兒的鞋子掉落了，他本人並沒有任何感覺，此時雙親也未發覺，結果在脚底會產生一種不容易治療的潰瘍。」當我把這些情況告訴這位老師後，她的態度就搖身一變地說：「這群難以照顧的小孩，我實在無法勝任，你還是再找其他人吧。」事實上，這並不是特別困難的事，只要讓小孩的脚底保持特別的清潔，並要小孩穿鞋子時多留意，就不會發生潰瘍的事了。如果是低年級的小孩，老師只要經常注意這個孩子的脚底就可以了。特別是當小孩穿新鞋的時候，要讓他先走一段路適應，無論雙親也好，小孩也好，只要多加注意就可以了。事實上，家長或老師通常都沒有多注意智障兒的身體狀況，以致於不知如何處理突發的事件，像這樣的例子是很多的。

因此，我認爲既然要照顧智障兒，那麼對於智障兒的問題點一定要詳細了解。若能了解這個小孩的問題點，也就能知道要如何處理他所遇到的問題，因此也就沒什麼好擔憂了。如此一來，我們就可當他爲普通的小孩來看待，同時也知道如何正確地解決問題。

所以，對智障兒的問題點之了解，是非常重要且必要的。

瞭解智障兒的問題點

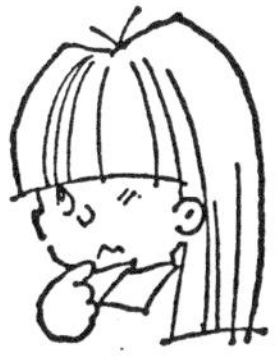

瞭解智障兒的問題點，有三個方法：

第一個方法——包括本書在內，要多看有關智障兒的書籍。既然是站在智障兒的立場，至少也該看幾本有關的書，尤其是關於這個孩子所患的智障是歸屬於哪一類型。例如：當我們在照顧患有重聽的孩子時，首先我們要知道音量的分貝、頻率以及助聽器的功能，區別傳音性聾症和感音性聾症也是必須的，這些知識都可從書本上獲得。

然而，從書本上得到的知識是有限的，因爲書本僅僅提供一般性的知識而已。例如：蒙古症的智障兒擁有先天性疾病，這個概念書上都會提到。然而，如果眼前有個名叫阿雄的蒙古症孩子，他的心臟是好抑壞，我們就無從瞭解起了，到底這個孩子要做何種程度的運動才可以，也是不可知的。書本祇能提供一般性的資訊，但仍有它不可忽視的效果。然而書本卻不能詳細的提供關於每個孩子的病況情報，因此我們要用第二個方法來解決第一個方法所缺少的地方。

第二個方法——從醫院裏獲取資料。今天的醫療系統和教育系統爲了智障兒的療育，必須要交換情報，但這卻不是很容易做好的。因此，爲了能獲得更多有關智障兒的知識，除了要向病患的父母親打聽外，也可向主治醫生打聽，也就是說儘可能和醫生保持密切的聯絡。當智障兒的父母要帶他們去看醫生時，保姆也可以寫封信請父母帶給醫生並請求回信，如果你剛巧遇到一位熱心而有責任感的醫生，他一定會回信給你。假定用電話請教時，醫生會因爲其他事情的忙碌或病歷表不在手中，而往往無法給你詳細的回答。所以，用寫信的方式向醫生討教有關智障的知識，是不容忽視的方法之一。當保姆寫信時，應該要把想知道的事寫出來，以便醫生瞭解問題的癥結而給你詳細的答覆。

有關智障方面的概念可以從書本上獲知，但有關智障醫學方面的個別問題，則要從醫生那裏才可獲得。如果上面兩種方式你都做了，我相信你對智障兒的療育會有更充分的自信。然而，醫學上的情報，特別是從醫生那裏所得到的，大半是診斷式的情報，並不包括疾病機能的評估。例如：智商不足的人，其智商程度到底如何？有哪一類的論知標準？又，肢體不自由的人，有多少的走路能力；舉凡此類情報的來源，一般來說是極爲不清楚的。所以，有關這孩子眞正能力的評估，是有必要重新再予仔細的評估。關於智障機能的評估，如果發生在幼兒時期，則發育的遲緩即是一種評估標準。又例如：部分研究兒童心理的老師，雖有很多智障兒的心理檢查資料，但是有關智障兒的發育評估，則有賴於保姆的發現與觀照了。譬如，關於孩子的發育及生長變化的評估，就極爲重要。尤其保姆在溫婉的耐心及熟練的教導方法外，需具備冷靜的分析與判斷的眼光，來觀察孩子各方面的發展，這個方法亦有助於我們更了解智障兒的問題點。

接受並包容智障兒的存在

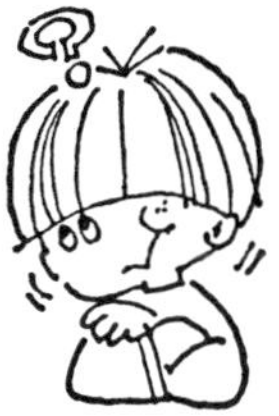

對於培育智障兒的人們來說，通常智障兒的存在會造成他們精神上的緊張與不安。一對新人結婚後，在大家的祝福聲中產下新生命，如果所產下的是有智障的嬰兒，那麼小家庭會因此而失去平和祥樂，並且籠罩在沈悶的氣氛中。平心而論，一個家庭擁有健康的孩子，雙親的育兒工作仍是極爲辛勞的，何況是家中有患病的嬰兒，其雙親的育兒工作更是困難重重。有智障兒的雙親，平常逗小孩玩也不笑，只有在餵小孩母乳時，親子之間的心靈是相通而快樂的。然而餵母乳給小孩時，他會吐出來，若不餵他，他會因飢餓而哭鬧，這樣艱困的育兒不像普通的育兒會讓人有快樂的感覺。

曾經有個例子，一位有三歲大却還喝母乳的小孩母親來找我商量。她說：她實在拗不過小孩不斷的要求。當拖著疲憊身心的丈夫回到家中想要休息時，小孩的哭鬧聲讓他無法休息，而且又怕吵到隔壁的鄰居。她向別人請教時，對方也只回答「要努力、要有耐心」等這類鼓勵的話。如果有時聽到別人對母親說：「妳太容易答應孩子的請求」等這類的話時，母親的內心常會因此而受到很大的打擊。

從事智障兒教育的我們，最起碼是屬於這方面的專家，所以我們非常能體會這種母親的無奈與痛苦。因爲我們和母親之間有共鳴，因此我們一定要正確地接納這種母親。但是有很多母親往往不願接受孩子智障的事實，我們常會聽到這類母親的訴苦。如果我們對母親內心的頑抗與自卑感，沒有產生共鳴及了解的話，那麼彼此對智障兒的保育問題將無法互相溝通看法。無論醫療人員或保姆，最好不要站在批評智障兒母親的立場，而是要和他們的雙親產生共鳴，也就是說要和他們的雙親採取同樣的步調、方法來培育智障兒。同時，要經常和孩子的雙親溝通意見、交換培育的心得，才是重要的。

我和很多智障兒的母親接觸過後，她們把心底的話說出來，這當中有的母親說到：「這個孩子比其他的孩子都可愛得多，可是每當夜半驚醒時，我突然會有這樣的想法——若這孩子死掉了該有多好。」這些母親從對孩子的極端疼愛到希望孩子死掉的極端絕望心情，經常會動搖我們對智障兒保育的信心，這種情況不僅在家庭內，在一般的社會中也有這些共通的現象。有時候，我們會很有耐心的照顧智障兒，但有時候我們碰到難以解決的問題時，我們很容易就失去信心，而不理會這群孩子的存在。不管是雙親或保育人員，此種對待孩子的感情振幅（幅度），如果變心得太大太快，對孩子的發育與成長會造成很大的影響。

簡言之，面對這樣的孩子，首先我們一定得坦率地接受他存在的事實。一方面我們對孩子的智障要謀求改善外，一方面我們要用溫和的態度，以對待普通孩子的方式來對待智障兒，這種方法才是最理想的。關於和智障兒接觸的態度，曾有位過來人說過，對待他們要抱持「善意的不關心」，雖然每個智障兒的情況並不完全相同，但這句話裏所隱藏的眞正意義是値得重視的。

對於行動不便且肢體有障礙的孩子來說，讓他們參加運動會，固然是件好事，但是不要因爲這個孩子在運動場上拚命的跑，就對他特別讚美而忽略了對其他孩子的讚美。如果只對智障兒單獨的鼓勵讚美，那麼整個態度上又會讓人覺得不自然。在學習發表會的場合上，如果「不讓智障兒參加」，母親通常會有不滿意的情緒反應。如果能以不過度保護、熱心而不勉強的平和態度來對待智障兒，同時把他們當作普通幼稚園的孩子來看待，我想這種態度是最理想不過的了。

第二章　智障兒的健康管理

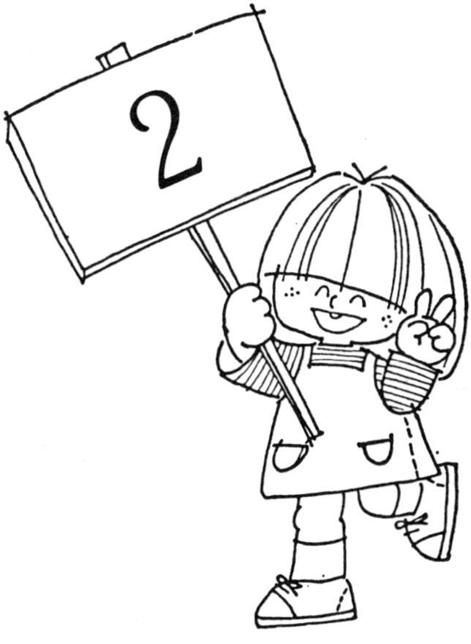

智障兒容易發生的疾病及對策

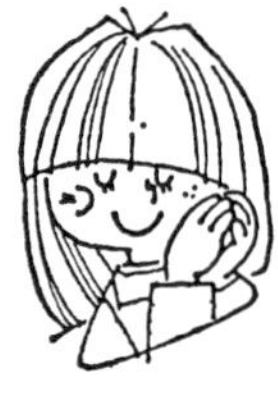

對於因為腦的障礙所造成的「腦性」智障兒，是本文所要探討的中心主題。也就是指有腦性麻痺及智商不足的孩子。對於這些智障兒來說，癲癇、周期性嘔吐症、高燒症候群等被認為是三大發作性疾病，因此我們針對這三項病症來進行探討，同時也把其他容易併發的症狀做一系列的說明。

癲癇

何謂癲癇（癲癇是什麼病）

「因種種的原因所引起的腦部慢性疾病，或因爲腦細胞的過度放電，使得發作反覆出現，同時呈現出多樣的症狀」這是癲癇的定義。固然其發作的型態很多，但在幼兒期最容易發生的症狀，則是全身僵硬、不停的發抖的「大發作」，或者是短時間內會喪失意識的「小發作」，這些症狀從幼兒期便會開始出現了。

此種症狀的特徵——發燒時引起抽筋，被稱爲「熱性痙攣」，發作時間只有數分鐘，也不會留下痲痺的現象。如果每天發作三次時，亦不必理會或擔心，因爲這種現象到上小學的年齡時，自然會消失。然而，若發作的時間持續很久（十分鐘以上），或是連續發作好幾次的時候，就需找醫生做詳細檢查了。又，已經有了不良的發育或痲痺的智障小孩，就算只有一次的發作，其情況也是極爲嚴重的。所以，一定要到小兒專科醫院或診所做精密的檢查。

另外，最爲特殊的是，「點頭癲癇」的發作。這種病的發作不同於其他的發作，此病最容易造成智商不足，所以要盡快找出原因才好。典型的點頭癲癇症狀是，頭部突然向前傾倒（點頭），雙手稍微彎曲向上，且雙脚也會彎曲；雖然只有一回的發作，而且在數秒中結束，但是以後仍會持續發生而形成一連串的發作，此爲其特徵。嬰兒出生後三個月到二歲間，往往被家人疏忽，因而常有保姆發現病症的情況。平常若能仔細觀察小孩，在開始發作的一至二個月前，其視線不容易對準，且表情也少有變化等狀況出現時，保姆應儘速與雙親連絡，並找醫師診治。

造成癲癇的原因很多，至今還不明瞭其形成的原因。有時候，血糖不足或鈣的不足會引起癲癇的發作，或有腦腫瘍等症狀也會引起癲癇。綜合前面所述，如果癲癇發生的次數很頻繁時，小孩的發育與成長會受到很大的阻礙，所以絕不可置之不管。

癲癇發作的緊急處理

癲癇的發作，其痙攣是突然來的，然而大體上來說不會造成嚴重的地步，請以穩定的心情按照下面的五種方式處理這種突發的狀況。

①為了不讓他受傷，需移開周圍的危險物。

②解開衣服的鈕扣或褲帶，使其身體放鬆。

③不要讓唾液或吐出物吸入氣管，故臉要側臥、頭向後仰，讓下巴凸出來。

④周圍的環境要安靜，過於強烈的光線及吵嚷聲要避免。

⑤一般人常在癲癇者發作時，為了不讓他咬住舌頭而在其口腔內塞東西，此種應急方法最好不要常做，以免造成傷害。

經過數分鐘後，痙攣消失且小孩睡著了，必須等到他自己醒過來比較好，惟有俟小孩的意識完全恢復以後，再拿水或藥給他服用。需要送到醫院緊急處理的情況有①初次發作　②痙攣的情況和往常不一樣　③痙攣持續十五分鐘以上　④痙攣的發作重複出現，特別是在沒有意識及臉色不好的狀態時，恐怕情況發展成「痙攣重積」的危險狀態，故需立刻送醫急救。

治療法的進步和日常生活的過法

「癲癇」一直被認爲是遺傳性的不治之病，可是眞正會遺傳的情況卻很少，所幸有關癲癇的治療法也的確愈來愈進步。

在決定治療方針的時候，有關於發作時的狀態和腦波檢查是極爲重要的。所以要先決定發作的形態爲何，再給予適當的藥物服用爲治療的第一步。新的治療藥是靠服用的方式來吃藥，八成的病人可從中得到解決而不再發作。

關於藥的使用方法，例如喝下去的藥如何被吸收、產生作用、代謝、排泄等等，以及血液中藥物濃度的測量，這些以前都是憑第六感來作爲服藥的根據，現在已可用科學的方式來進行。所以，藥物服用的方式若不恰當順利，則痙攣必無法停止，或者是服用過量導致病人呈現半昏迷狀態，這些情況由於服藥的進步應可以減少至最小的極限吧。

日常生活中，若對小孩常做不必要的關注而造成過度保護時，通常會使得小孩的發育受到影響。根據資料記載，小孩在有意欲的行動下，不會有癲癇的發作；但在無力氣的時候，卻容易發作，例如：游泳時腦波的異常會減低，所以在大人照顧得到的條件下，積極地讓痙攣的小孩去運動吧！

周期性嘔吐症

這種病以前被稱做「自我中毒症」。此病的症狀可使原本朝氣蓬勃的小孩，突然間開始嘔吐、臉色變蒼白、心臟跳動得很厲害、神智不清，有時還會吐出黑色的血液。

一般來說，這種病若發生在幼兒期，其情況會慢慢好起來；若是發生在智障兒身上，其到了學童期，會呈現出脫水的狀態，此時必須利用注射的方式來供給水分，此種情況很多。據說，精神性的人會因為興奮或發熱，而對壓力的承受微弱導致周期性嘔吐，進而造成自律神經機能的錯亂，這是此病症的基本誘因。

第一次發生時，要趕緊和家長連絡，帶去小兒科醫生處診治。如果這個情況重復出現，只要讓他輕輕睡著或休息即可恢復了，等到臉上有紅潤色澤出現或脈搏跳動減緩時，就沒什麼好擔心了。

一般來說，神經過敏的幼兒較易患病，所以平常儘可能給他穿較薄的衣服，並常用乾布沾冷水做全身皮膚的按摩，以提高其自律神經的機能，此種方法是預防周期性嘔吐症的最佳方法了。

高熱症候群

高熱症候群的發病原因不明，通常此種病會有持續的高燒出現，並且會引起不安、興奮或意識障礙等。此種病通常發生在有腦性痲痺「手足徐動症」的孩子身上，而智障程度嚴重的孩子亦容易患上高熱症候群。

人體內有很多化學反應的組合，彼此相互影響，例如：像水般不停地流動的化學物質，是為了保持人體的最適當溫度，所以為了保持體溫，人體需要將營養素轉變成化學物質，以便自己進行調整。可是，對於有智能障礙的小孩來說，其間腦的體溫調節中樞的功能，若受到干擾，則小孩的體溫會受到環境變化的影響，因此容易發高燒。如果高燒持續過久，則體力耗損過多，會使小孩的身體大大失調。

小孩在幼稚園裏發高燒的情況比較少。如果碰到無法順利調節體溫及經常請假不能上學的小孩時，此時保育人員要常和小孩的雙親做好溝通。為了使小孩的體溫中樞機能保持安定，平常就要施予「皮膚溫度差」的治療法。最理想的作法是：冷水和溫水交互使用的冷溫浴。當然，全身淋浴的方法是最理想的，但要視身體的狀況而定。光是做手足的冷溫浴也可以，或是洗完澡後作冷水淋浴，也有很好的效果。最重要的是，不管採取什麼樣的淋浴方式，最後一定要淋冷水，才能使小孩的血液循環更為順暢，也不容易得感冒。像這種冷溫浴的健康法，對普通的孩子來說，也有很好的效果，值得推動去做。

呼吸器疾病

腦性智障兒對於濾過性病原體細菌的抵抗力很弱，而且呼吸道內分泌物多，痰又不容易咳出來，喉嚨經常會發出「咕咕」的聲音，且容易冒汗、感冒、罹患肺炎及支氣管炎。其呼吸韻律不順暢，且肺活量也小，呈現出慢性低酸素血症（血液中的氧氣含量較少）。

所以，罹患感冒的時候，要早日治療。平常對這種小孩要做呼吸方法的改善，以及為了減少氣管分泌物之產生，對於服藥要做綜合性的顧慮，此種治療法最為重要。改善呼吸的方法，最好是用腹部呼吸，讓小孩端坐，吐氣時腹部用力作深呼吸。作腹部的深呼吸，對於一般人的健康也有連帶的關係，所以儘可能讓班上所有的同學一塊做，同時對於呼吸做不好的小孩要特別加以指導。

先天性心臟病

智障兒出生前，因為某些原因的發生，使得一生下來就有先天性心臟病，簡單地說就是心臟不好。其種類及症狀也有很大的差別，分為輕度、中度和重度三種。

患有重度先天性心臟病的小孩，出生後一—二月內，吸乳力很弱且呼吸急速，會出現發紺（變紫色）的症狀，母親發覺後要立刻帶去給醫生看。若心臟功能極壞時，需請專科醫生治療。在家中授乳時要控制好一回的哺乳量，一次不要餵太多，但是次數要增多。若有呼吸困難的情況出現時，把嬰兒抱起來並抱直他的身體。把身體抱起來時，回到心臟的血液量會減少，所以對小孩來說，抱直比躺下更好。

患有中度先天性心臟病的小孩，必須動手術。在日常生活中，有某些程度限制的必要，就可算是屬於中度這一類型。至於限制的程度比例，則要遵從專科醫生的判斷。但原則上，病患在不覺得難受的範圍內，可以考慮先找專科醫生諮詢。

輕度先天性心臟病，就是指沒有任何的限制，甚至可以積極的做運動之情況。但是一般說來，容易罹患其他的感染症，所以儘可能避免到人群中。同時，如果要接受預防接種，也需在身體狀況十分良好時才可以，平常多做運動也是很重要的保健方法。

泌尿器病症

「隱睪症」是常見的病。正常的情形是，嬰兒期的時候，睪丸在腹腔內會慢慢地下降，到快出生時就會進入陰囊中了。小孩出生後，睪丸若還沒下降，會引起兩個問題。第一個問題是精子製造要比體溫低時才理想，另外一個問題則是成人以後，如果睪丸仍舊停留在腹腔內時，會容易發生疝氣的症狀。診斷時要用手觸摸，若睪丸不在陰囊內而在其他的部位時，也不必過於慌張。但如果一直等到小孩三歲，睪丸還未下降，就應該到泌尿科診治。

有時陰囊會積水（陰囊水腫），此種現象極大部分陰囊的水會慢慢被吸收掉，若放置不管也不會造成嚴重的問題。用手電筒照射時，如果有積水現象，則整個陰囊會出現矇矓的光亮。另外，有一種叫「水腦症」的病，為了使腦壓下降，從腦到腹部之間放進一根管子，做這種手術的小孩會出現陰囊積水的現象。遇到這種情況時，一定要請教腦外科醫生。對保育人員而言，不管是哪一種病都不必擔心會惡化下去，只要用心瞭解這種病就可以了。

另外一種很特殊的病是「裂脊柱症」，這是因為脊椎有了毛病，因此無法控制排尿及排便，亦無法用力排尿。此病的徵狀是膀胱積滿了尿，但好像水滴般滴下來。積在膀胱裏的尿會繁殖細菌而變成膀胱炎。如果這種情況重複出現時，會演變成腎不全或腎盂炎，甚至會造成更嚴重的後果。如果有排尿障礙的小孩時，請一定要遵照以下幾點：

第一，就「裂脊柱症」來說，有些智能低的孩子會出現腦及脊髓的畸形狀況。而對泌尿系統異常的孩子而言，如果內褲經常有尿濕的情況時，千萬不要單純地認為這是小孩子不聽話或教養不好等因素，最低限度也要懷疑或觀察；若產生懷疑時，一定要請醫生仔細診斷。

第二，有排尿障礙的小孩時，一定要聽醫生的意見，同時要用手排尿（把手壓在腹部上，壓迫膀胱讓尿排出），在幼稚園時就要正確地做好。

第三，若有泌尿器的感染時，一定不能置之不理，以免將來會造成致命的傷害。所以身為父母親，一定要與醫生保持密切的聯繫。

赫尼亞

赫尼亞指的是腹腔的腸子出現在腹腔壁軟弱的地方，依腸子出現的地方，可分為「陰囊赫尼亞」、「鼠蹊部赫尼亞」、「臍部赫尼亞」等三種狀況。腸子能自由的出入，就沒有什麼問題存在，但讓人害怕的是當絞緊的腸子扭成一團無法恢復時，是相當令人著急的，這種狀態稱作「箝閉性赫尼亞」，需要緊急處理。若腹部有激烈的疼痛、哭泣、嘔吐等出現時，而時間過久，就得靠手術才能恢復原樣了。

患有赫尼亞病症時，多半要接受手術，而且儘可能早一點動手術以免後顧之憂。剛入幼稚園的小孩，一定要問有無患赫尼亞病症。如果小孩突然哭起來而又不知道哭的原因時，就把小孩的衣服脫掉後觀察，這種病並不屬於智障兒特有的，普通小孩也常會發生。

水腦症

水腦症的定義是腦室中有透明液體（腦脊髓液）的堆積，而這液體並非靜止的，它會不斷被製造出來。如果腦液的流向異常或過剩時，腦壓會變高，這些均是水腦症的徵狀。

水腦症患者，在幼兒期時，其頭圍會急速變大，大泉門亦會打開。於是就有臉色蒼白、頭痛、嘔吐及眼球下方偏位等症狀出現。這些現象若持續時，其腦細胞的機能也會受到侵犯。同時為了使腦壓下降，必須從腦室到靜脈或腹腔中，插入一條管子做通道，此種手術稱為「大囪門」手術。這種管子可以長時間地使用，但是情況並非一切順利，有時會阻塞，遇到此情況時會產生腦壓亢進症狀，即不活潑、頭痛、蒼白、嘔吐等現象會慢慢出現，且症狀會逐漸變強。若雙親經常留意自己的小孩，則小孩的發病率會減少很多。所以，在幼稚園裏發現小孩有上述的症狀時，一定要馬上跟小孩的雙親連絡。

眼睛的問題

能仔細檢查小孩眼睛的眼科醫生是很少的，何況是檢查腦性障礙兒的眼科醫生更是少之又少。因此，到現在為止，智障兒的眼睛問題很少被當做重要的事。智障兒患有視力障礙、斜視等視覺障礙的比率相當高，包括普通小孩在內，最近大家都知道的是，從幼兒期開始接受治療就能夠得到正常的視覺發育。所以在幼稚園或托兒所時，發現小孩的視線很奇怪的時候，保育人員應力勸雙親帶小孩到醫院受診。直至目前，仍然有很多人認為斜視的小孩，長大後再手術也不遲。如果放置不管，小孩的某一邊眼睛會有弱視的現象，而造成雙眼的視力不平均，這時再動手術的話，其效果將不會很理想。最近發現，在幼兒稍早時期，做視能訓練或接受手術的情況已逐漸增加中。又，蒙古症孩子常患的眼睛問題是睫毛倒插，這使得小孩的眼睛無法正常的眨眼，但經由手術就可以正常地使用眼睛了。

眼睛是腦的鏡子，對小孩的智商發達來說，是極重要的存在，所以要趁早接受治療（包括眼鏡在內），這是應該要強調的。如果小孩被診斷為弱視時，除了要用更大的文字板或圖畫板外，對教具、教材也需下功夫；同時在沒有危險之顧慮下，積極地讓小孩參加正常的團體活動。若被診斷需戴眼鏡時，小孩不肯戴眼鏡，此時大人一定要明白這一點：小孩戴上眼鏡後，並非隨時都能看得清楚，而是要鼓勵小孩繼續戴，視力才會慢慢發育。小孩不願戴眼鏡的情況很多，所以要耐心地按照醫生的指示去做才好。

口腔的問題

智障兒的口腔疾病，包括兔唇及狼咽二種。一般說來，愈早做兔唇手術愈好；而狼咽的手術要稍遲，大約一～二歲才進行。患有狼咽的幼兒，在未手術前，喝牛奶時，容易進入氣管或耳朵內，而引起肺炎及中耳炎。所以要特別注意飲食的姿勢，慢慢地餵食才好。除飲食障礙外，患有狼咽的幼兒，其鼻子的氣息會突然消失，而造成不明確的發音。即使手術後，也必須在語言上進行特殊指導。請參考第九十二頁的言語障礙章。普通小孩的口腔疾病，以蛀牙、牙齦炎的比率最高，所以培養小孩刷牙的習慣是很重要的。如果小孩不懂得把刷牙的水吐出來，就不要讓他使用牙膏，直接在水中加少量鹽來刷牙即可。在幼兒期，若攝取過多的糖分，易導致鈣的不足，這是蛀牙的原因。至於抗癲癇藥劑中，有使骨質變脆弱及引起牙齦肥大的副作用。

由於重度智障兒過於用力把口打開，反而會造成打不開的情況，這種現象是很多的。不瞭解大人意思的幼兒，會到處躲開刷牙，所以這些幼兒的口腔衛生極爲不理想。重度智障的小孩，雖是牙齒痛也不會說；牙齒痛時，小孩的心情會變得很差，且持續失眠及體重減輕，等到情況嚴重時才發現是牙齒痛所引起的，這些都是曾經發生過的例子。

智障兒牙齒的疾病，如果無法使用全身痲醉的治療方法，是無法得到根本解決的。然而，目前這種專門的治療機構仍是很少，眞讓人倍覺遺憾。

健康與發育

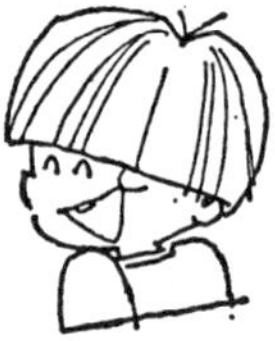

確保健康是一件很重要的事。對智障兒而言，特別是患有腦性障礙的智障兒，其擁有健康的基礙，則身心的發育才能得到保障。所以，建立健康的身心及維護健康，是相當重要的。以下，簡單敘述維持健康的方法，包括營養、通便、皮膚的鍛鍊及生活的規律。

營養

肥胖

肥胖的原因，以攝取過量食物佔最大比率。但也有中樞神經沒有充分發揮「滿腹感」機能，而造成高度肥胖。肥胖的程度愈大，則心臟及肺的功能愈低，因此造成呼吸困難、喪失意識、引起痙攣等，嚴重時會引起其他併發症。

基本的對策，是飲食的限制及運動量的增加。增加運動量等於消耗熱量，短時間激烈的運動不如長時間地重複做輕微運動的效果大。運動的生活多好啊！讓孩子多運動吧！

飲食療法主要是限制糖質和卡路里的攝取量，然而要讓小孩很順利的減少飲食，是非常不容易做到的事。所以在飲食前，先給小孩吃低卡路里的東西，且一定要叫他仔細地咀嚼。最好的咀嚼方法是增加咀嚼的次數，就能更早達到飽感，如此一來，食物攝取量就自然減少，於是體重也就不再增加了。小孩的身高會不斷生長，只要體重不增加，肥胖的現象亦相對地減少。細嚼慢嚥是很重要的，能使消化吸收及通便功能變好，在性格及行動方面也有良好的影響。

過瘦（營養不良）

智障兒中，貧血及過瘦的比率也佔不少。智障兒過瘦的情況，並非指食量而已，而是強烈的偏食促使口腔及胃腸的功能受到擾亂，才是最主要的原因。對於重度智障兒，為了培育其消化器官，對於不易消化或稍硬的食物要少吃，在飲食方面儘可能給予易消化且較軟的食物。至於現成的流質食品，從營養學觀點來看，其品質的均勻度有限，所以應儘量避免。有很多孩子都有貧血的症狀，即使有足夠的飲食量，但過於偏食仍會造成貧血，這點要注意。又，表面上雖無貧血的跡象，但體內積存的鐵質不足所引起的貧血症也很多，這就是所謂的「潛在性貧血」（鐵缺乏症），這種病症最近已受到注目了。潛在性貧血症會剝奪小孩蓬勃的朝氣，減弱抵抗力及延緩疾病的復癒力。所以一方面要給予小孩充分的鐵質，同時也可考慮使用鐵製的鍋子來烹煮食物。一般說來，現代的飲食生活對於健康並沒有好處。一方面是食物中大量使用人工色素、人工甘味及砂糖，而一方面是食物中的鈣、鐵等無機物及維他命C等的缺乏。這種飲食習慣，極易使小孩消瘦或貧血，因為這類食品到處買得到，所以小孩可以有很多機會吃到這些食品而至飽食的感覺，這種現象會助長小孩的偏食。所以儘可能用茶水取代果汁，也多鼓勵小孩吃蔬菜、海藻、小魚干等的食物，才能防止小孩過瘦貧血。

消除便秘

自古以來，便秘被認爲是一種會將毒素積存在體內而有害身體的病症。最近的一項報導說，便秘會增加血液中的一氧化碳。一氧化碳能強烈結合紅血球的血紅素，而使得紅血球攜運氧氣的功能減弱，於是會出現和貧血一樣的病狀。患有癲癇的小孩，爲了調整胃腸功能而致自律神經受到擾亂，再加上抗癲癇藥的副作用，二者重疊一起使便秘的情況更加嚴重，這是十分常見的情形。雖然便秘並不一定會誘發癲癇，但是有規律的排泄會減輕癲癇的發作。大體上來說，運動量少的小孩比較容易引起便秘，而肢體殘障的孩子，患有便秘的傾向更多。

在幼稚園裏，便秘的小孩應該不會受到注意吧！但是，排泄正常是健康的基本條件之一，所以指導雙親如何做好防治小孩便秘也是有其必要的。消除便秘的方法，多吃富含纖維的食物，如蔬菜、甘藷類，是衆所皆知的事。但是吃多了以後想排泄，是人體自然的運作，所以要讓小孩吃完早餐後養成排便的習慣，也是理所當然的。對於重度智障兒，以順時鐘方向作腹部按摩或做下肢軀體的屈伸運動，也是必要的。當便秘情況很嚴重時，要施予灌腸或服用促進排便的藥物。無論如何，利用生活習慣來克服便秘才是上策。

皮膚的鍛鍊

想要擁有健康皮膚的方法，是要維持身體的健康。特別是容易感冒的小孩或容易發燒的小孩，雙親經常給他們穿着厚衣服。事實上，厚衣服反而容易造成感冒的惡性循環，所以一定要糾正這種作法。使皮膚健康的意義，並非只是如此而已。嬰兒在母體時，是處在恒溫、無重力及無刺激的子宮內，在這種安穩環境中成長著；但生下來一瞬間，即開始處在吵嚷及冷暖差距極大的有重力世界，他要靠自己來呼吸、吃東西，進入這個緊張的世界後，使小孩的成長有了開端，隨時身處外界刺激而堅強地茁壯著。在感覺功能中，皮膚感覺的初部發育是很重要的。嬰兒經由手的接觸，知道外面的世界、自己和自己以外的身體；經由皮膚的接觸，能區別自知和自身以外之物的存在，故皮膚的鍛鍊接觸對小孩來說是相當重要的。

在腦性智障兒中，有些小孩的皮膚感覺沒有十分順利地被培育出來，例如身體的某部分極不願意被觸摸，或是皮膚被扭捏著也不感覺痛的小孩。從這些情況來說，給予皮膚正常的刺激等於是促進小孩的發育，這種觀念已慢慢地被人們接受了。

爲了發育健康，一定要鍛鍊皮膚。力行穿薄衣、用乾布按摩或冷水按摩、日光浴、游泳等，包括普通小孩在內，希望幼稚園亦能採用這些方法來鍛鍊小孩的皮膚。至於在家裏，正如前述的方法，用冷水及溫水作交互式淋浴，是非常好的。讓小孩接觸各種材質不同、大小、軟硬不同等的東西，或藉著遊戲來訓練小孩手指皮膚的感覺，亦是很重要的方法。在此，筆者願意強調的是，對小孩整個身體的皮膚要好好鍛鍊才是。

規律的生活

飲食、睡眠、活動及排泄，在生活中形成一定的規律。例如，對睡眠而言，新生兒每天需要20～22小時的睡眠，三個月後開始有晝夜之別，一天的睡眠時間減少到13～18小時。到了第六個月後，嬰兒白天醒著的時間會增長，且上、下午各有一次午睡，夜晚也能熟睡，久而久之，白天完全清醒而夜晚才好好入眠。從這些情況看來，剛開始的時候，睡眠和清醒的界線並不清楚，而後逐漸有晝夜之別而形成生活的規律。

對於幼稚園的孩子們來說，他們對幼稚園的生活已規律化了。可是仍然有些小孩有不規則的起床就寢，雖然醒著但有想睡覺的表情出現，或者是睡著了，但也只是維持著似睡非睡的淺眠狀態。最近，我們對於智障兒的幼兒期有更多的照顧：使智障兒有規律的生活，即完全的清醒及深深的熟睡。對他們來說，規律的生活是多麼的重要啊！此外，每日排便亦是很重要的事。又，改善小孩斷斷續續的飲食習慣，讓小孩充分體會到空腹感及旺盛的食慾和滿腹感吧！在生活中，晝夜之區別是很重要的，特別是智障兒，更要加強區別晝夜的能力才好。

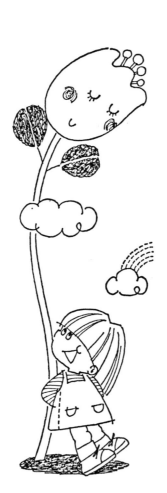

第三章　智障兒的保育

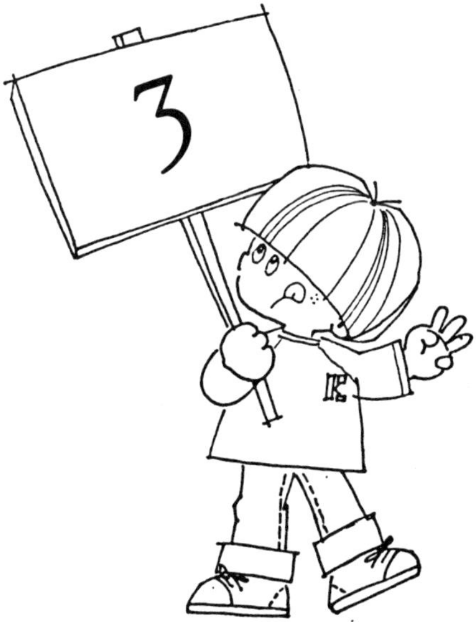

何謂殘障（何謂肢體不自由）

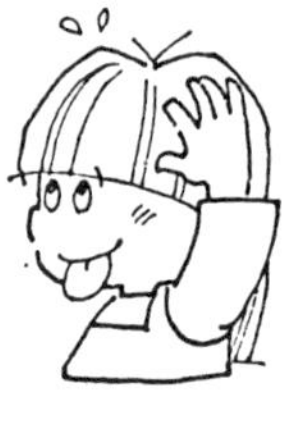

一般說來，殘障是指手脚或身體的某部位有長久持續的障礙於拿東西及走路困難的狀態而言。手、足、脖子、軀幹等，外觀上和普通小孩不一樣的殘障兒多半很多。又假定其外觀形態完整，但手脚的活動很奇怪，且身體上的某些部位無法自由活動，在日常生活中造成不便，這種不自由的情況仍然持續的小孩，我們稱之爲「殘障兒」。

然而，到底要用什麼理由來作爲殘障的判斷基準，在這裏我們提出很多見解。例如，以身體變形或機能障礙的小孩來說，小孩本人在社會及團體生活中不會有不自由的感覺，若故意要把小孩定位在「你是殘障兒」這字眼上，實在是沒有必要的。所以，若要嚴格界定「殘障兒」的定義是不可能的。又，在實際保育上，也沒有必要抱持如此想法。例如，兩個下肢麻痺的小孩，雖然在移動和站立時會呈現出肢體不自然的現象，可是在床上動作、桌子作業等方面和普通小孩沒有兩樣，如此說來，殘障的要素就消失了。

問題是這個小孩是否爲殘障兒，在保育方面要如何適應及處理等是關鍵所在，所以寧可用如下的想法比較自然。在保育殘障兒時，我們應該瞭解他們的機能障礙在哪裏，其原因是什麼及要如何做等等。

最近，在一般的保育設施中，對殘障兒有門戶開放的這種想法，已經極自然地發展且急速擴大中。然而，當從事與保育有關的工作人員和機能平均化的小孩一起活動時，若遇到小孩種種的機能障礙，大部分保育人員在處理及應對上，都會有措手不及或不知所措的情況產生。在第一章已經敍述過了，只要有某些程度的正確醫學常識，且按照保育人員的專業性護理方法來做即可，這麼一來，也就不會有太大的錯誤發生了。假定心理上仍有些不安或排斥時，可藉著保育員正確的知識和豐富經驗的指導，在與小孩接觸過程中，慢慢培養自信及如何處理狀況的方法。

簡單地說，對殘障者而言，根據其障礙的部位及原因，可分爲很多種類。在此我們作了扼要的說明，可分爲①腦性障礙　②脊髓性障礙　③其他障礙　等三類，現在就分別加以說明。

對於腦性的殘障者而言，要特別重視保育目標及保育上問題點的敍述。關於脊髓性及其他部位的殘障者，應該特別把該記錄的事項予以記載下來。

我們現在先從腦性殘障看起吧！

腦性殘障

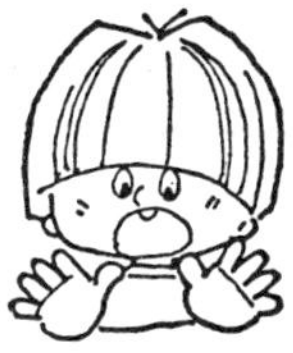

毫無疑問的，腦是人體有機體中的感覺、認知、記憶及行動的中心。這麼重要的腦，如果受到障礙時，會連帶引起智能障礙、認知障礙、情緒障礙及言語障礙，甚至會引起癲癇等運動障礙。

原因及症狀

譬如說，對腦性的運動障礙而言，其腦性痲痺（從前稱爲腦性小兒痲痺）佔最多數。照顧患有這種病的小孩，必須注意兩件事，第一、由於是腦性障礙，其智商可能極爲緩慢遲鈍，所以很難伺候及應付。另外是除了殘障以外，沒有其他的障礙，那麼很容易疏忽其他的問題點。嚴格說起來，這兩種想法都不太正確。實際上，腦性痲痺患者，除了肢體不自由外，有時其餘的身體部位均完全正常，但大部分的小孩，其感覺、認知及情緒方面會有問題，而從社會觀點來說，也有很多不成熟的看法，所以光憑病名來對待小孩是很不好的。

由於腦的障礙而造成肢體殘障的原因很多。偶爾也會有遺傳性的肢體殘障（但比一般想像中少很多），甚至嬰兒在胎中時發生肢體殘障的情況，也不是沒有。有的是在生產的劇烈環境變化中發生的，也有的是很順利生下嬰孩後，遇到交通事故（車禍）而致頭部外傷造成的肢體殘障。又，患有腦膜炎、腦炎及水腦症（參考第二章）的孩子，有時也會有肢體殘障的情況出現。嚴格說起來，腦性痲痺這種病在小孩當中，除了遺傳因素外，嬰兒在出生後四週內也容易引起此種病症。在幼兒期所發生的腦性運動痲痺也有其名稱，但在這裏我們儘量採用廣泛的概念來敍述說明。

雖然是運動痲痺，但痲痺的形態並不一樣，有些是手足僵硬，例如：站立時脚跟無法著地，膝蓋彎屈無法伸直，稱爲痙直型（圖3—1）；或許是身體手足的扭歪，抑或身體鬆軟無力難以控制，稱爲不隨意運動型（手足徐動症（圖3—2）此型病患爲了使得身體平衡而常會出現失調的情形。又，痲痺的手脚數量之差別，如四肢痲痺（雙手雙脚痲痺）、半身痲痺（單邊手足痲痺

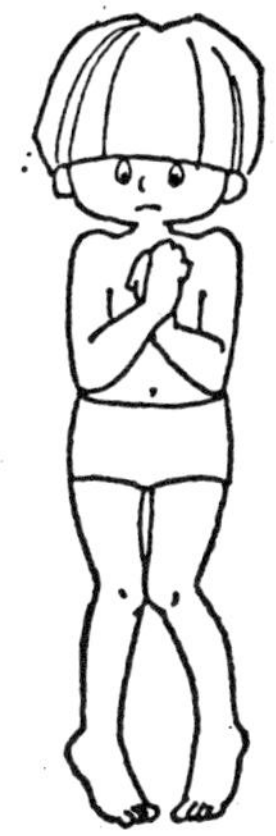

圖3—1　痙直型的小孩。支撐腋下使站立的姿勢。

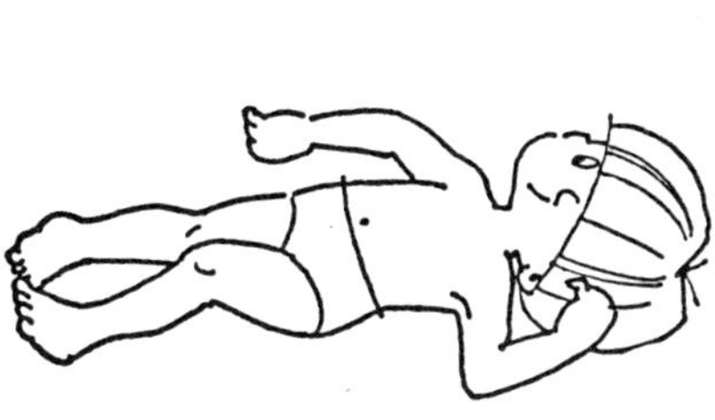

圖3—2　手腳徐動症的小孩

）、雙痲痺（主要是兩足痲痺，且有兩手輕微痲痺）、對稱痲痺（光是兩脚痲痺而已）等名稱。

無法自行走路或幾乎無法運用雙手，必須要他人協助的小孩稱爲「重度殘障兒」。患有重度殘障時，常會併發重度的智障，稱爲「重症身心智障兒」，簡稱重症兒。對於這些專門用語，沒有必要一一背記起來，但有時必須使用這些專門用語，所以現在先提出來一一說明。

醫學上的顧慮

關於腦性智障兒在醫學上的各種問題，第二章已經詳細歸納過了，腦性的運動智障兒也包括在內，請仔細閱讀吧！腦性痲痺兒及水腦症（頭部的外觀異常的大）等健康上的種種症狀，並不會頻頻發生的，但是當你有「如果那時能多注意這樣的想法時，就要多加注意了；在此，籲求父母多予理解及協助兒女，讓他們擁有健康的身體及愉快的生活吧！

關於運動方面的指導，有些醫療機關會負責執行。在第一章已敍述過了，若能主動和醫療機構聯繫，就能多打聽一些關於保育及應對方法。而那常常會成爲問題的是裝身具及特殊的鞋子（圖3—3）。因爲沈重及穿著痲煩，再加上只有自己在穿等因素，所以小孩子開始時會很排斥而換穿普通的鞋子。在幼稚園裏有室內、室外之分的鞋子，所以小孩會覺得更痲煩。然而裝身具的使用，是醫師認爲有必要而所作的判斷及處方，故要多和醫師連絡才好。例如：要讓小孩在使用裝身具的情況下進去室內（然後擦乾淨裝身具或用東西墊在地面上走路），請做這種特別的顧慮及安排。

但有時候可讓小孩赤脚，以便仔細觀察。假如打赤脚走路，也能走得很好，而且脚的形狀又不難看的話，可向醫師請教改變治療的方針。因爲幾個月前所作的處方，會因小孩的現況而有所改變，醫師有時也會做「穿普通鞋」的判斷，這種情況並非沒有。

又，殘障兒經常跌倒，爲避免頭部受到嚴重撞擊，要戴安全帽來保護頭部。這種帽子裝具（如圖3－4）是用塑膠及海綿做成的。假如小孩經常跌倒而頭部受到撞擊後，就不讓小孩做運動方面的學習，這會導致他們在保育場所的學習效果減半。如果戴上安全帽後，跌倒本身也能成爲

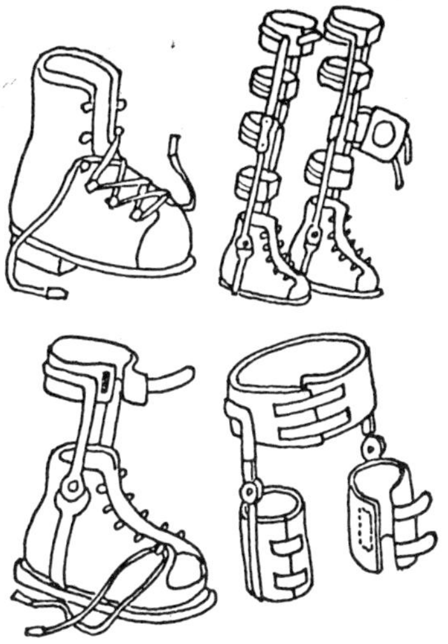

圖3－3　各種裝身具：（左上）特高鞋　（左下）短下肢裝身具（右上）長下肢裝身具　（右下）臀膝部裝身具。

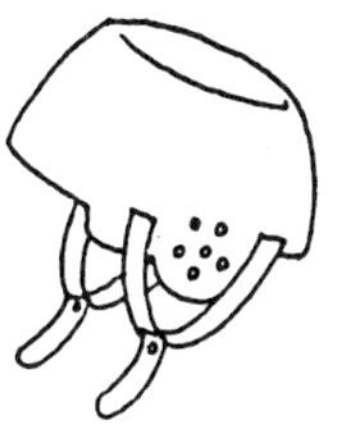

圖3－4　安全帽。頭上用的稍大帽子。

小孩的一種靈巧活動，此種運動的學習，在運動方面及精神方面來說，皆能更加使小孩活潑地成長，是很有益的。

保育目標

腦性麻痺的小孩，除了運動外，也有其他方面障礙的可能性。同時，因爲無法正常活動而使得小孩長大後有經驗不足的情況、對母親的依賴性、不願自動自發及任性等種種在學習方面及社會成熟方面，皆有遲緩的現象發生。

以三歲的小孩而言，請想像並體驗一下：小孩到社區的商店替父親買香煙。因爲身爲家庭的一員，能替父親做事而引以爲傲，小孩會有此種興奮的心理。此時母親的叮嚀聲「要小心哦」，及小孩從樓梯跑下去的脚步聲，互相交錯著。小孩碰到室外的空氣會有愉悅的心情，而進入視線內的儘是新綠及花的香味。（雖然跑下樓梯到外面去，不會成爲意識，但身體在移動下降時的運動感覺及前庭感覺，會不斷刺激視覺，使在視覺變化下建立出空間的感覺並予認知。）從馬路上橫過的興奮感，及來到賣煙商店前面時，興奮地伸長身體而拿出手中緊握的錢，此時小孩受到「小妹妹好棒，會替爸爸買香煙」等的讚美，再接過香煙及零錢，這些等等的體驗。小孩在回家的路上，若受到狗的吠叫，而感覺戰戰兢兢地走過時，心中自言自語說「我才不怕狗」後就能消除恐懼感而有堅毅的勇氣，回到家後大聲說「我回來了」，爸爸於是說「謝謝你替我買香煙，妹妹好聰明哦」等的誇讚，這些話均可使小孩感到極大的滿足。諸如此類頻繁的刺激，和對這個刺激所反應出的判斷與行動，以及由於成功而得到的認同，產生滿足感和新的意欲等這些普通體驗，一般的小孩都有過，但對無法走路的小孩來說，幾乎是無法得到的一種經驗。

這些孩子們所得到的經驗，只是醫院的藥水味道、白衣護士，以及那一進病房不管你同意或不同意就抓起你來「訓練」的醫生。媽媽傷心地自言自語「為什麼我的孩子不能走路」，媽媽傷心的表情、父母親間的不和藹態度；在母子二人狹窄的空間裏，母親偶爾想到家庭內的訓練及餵自己吃飯要花很多時間，且飯粒掉得到處都是，所以乾脆慢慢餵食，這些生活均是小孩所必須經歷的。所以，在這種環境中被培養出來的小孩，除了運動外的種種方面，均表現出遲緩的狀況，也會有依賴性及任性等現象，這都是極為當然的。

因此，保育的第一目標就是消除小孩的依賴性及無意欲的現象。找出小孩稍感興趣的事，同時鼓勵他們去做，並指導他們克服困難；若做得好，再給予評估和鼓舞。保育的第二目標是給予小孩各種場面的參與機會，要儘量給小孩刺激和經驗。無法移動、也無法靈巧使用手的小孩，其對外界的認知，主要是視覺及聽覺方面的認知。例如，對他們而言，花只是映在眼睛裏的影像。但是對普通小孩來說，任何人都可走到那邊去了解花朵實際的影像，這是空間視覺的運用。用手去接觸而得到觸覺，放進嘴裏嚐嚐得到味覺，用鼻子來聞而得到嗅覺，運用這些知覺來確認物體，像這樣經由感覺而得到的各種經驗，殘障小孩是無法得到的。對智障兒而言，他們運用視覺的認知對某種事物說得出名稱的話，此時要讓他用手去接觸、用鼻子去聞，這點可培養小孩的正確認知。保育的第三目標是要立下適當的目標及計劃。例如：智障兒經常有各種併合性的障礙，如智商低、語言的障礙及情緒不安定等，因而我們要先做評估，再給予適當的保育方式。

腦性殘障兒，因爲腦受損傷而引起其他障礙的情況很多，我們需慢慢觀察，不要只是抱著不熟悉或照顧不熟練的心理，如果你本身還有更多的問題，請再重新閱讀本章內容後，再訂立新的保育目標。最後，我們來談談智障兒的保育目標與課題。

面對智障兒時，我們的應對態度存在於相互矛盾的二種情況中。例如：勉強智障兒坐下，但時間很短就從椅上滑落下來。想想這種情況吧！此時我們有必要做這樣的安排：讓智障兒在桌上畫畫，而不使小孩從椅上滑落。

讓智障兒能坐在椅上維持稍長的時間，或能在普通椅子上繼續坐下來，這兩種方式也是訓練課程的方式。另外，有一點要考慮的是，爲了不讓小孩從椅上滑落，要坐在經過特別設計的椅子。如此一來，小孩一定能坐上一段時間的。又，「坐」這種訓練是不夠充分的，要讓小孩移動一小段的距離時，是要小孩自己努力走過去，還是父母抱過去，這也是個問題啊！到底這兩種方法哪個好，也不能一概而論，更沒有硬性規定要採用哪種才好。只是對小孩而言，若要同時實施兩種訓練，是頗爲困難的。當小孩獲得訓練課程的成就時，會感到十分愉快以及被引出意欲，以這兩個情況為前提，來思考到底哪種方式才是最理想的作法。

讓智障兒坐在椅子上，同時讓他坐著畫畫，這兩個訓練課程若同時實施，一定會使小孩產生混亂，且兩個方法都可能會失敗。所以，如果能讓智障兒和朋友一起畫畫，則為優先考慮的課程訓練，那麼就可安心地讓小孩坐在特製的椅子上，這是最理想的做法。至於讓小孩移動一段距離為訓練課程時，假定小孩咬緊牙根就能移動一小段距離時，就讓小孩自己移動吧！這樣小孩的內心會有「我能走路」的滿足感。採用這些訓練課程時，其行為目標是單一明白的，智障兒能忍受的程度亦和普通小孩沒什麼差別。

另外，要附帶說明的是，保育人員並非是訓練師。

訓練師是以改善運動為其工作目標，所以對這方面具備深厚的知識及技術。然而，訓練師並不具備培養智障兒完整能力的知識及技術。我們要明白智障兒走到你身旁，並不是要請你「協助他走路」，而是希望你「把他看成普通小孩來培育」。

雖然不是直接從訓練運動的立場來說，但能提高小孩的意欲（興趣），使其伸展運動的能力，這些例子也很多。例如：小孩受布袋戲吸引時，通常會把脖子伸向前方，當他專注看戲時，卻能讓脖子直挺挺地立著不動。只能走上五、六步的智障兒，在運動會時竟能走10公尺或20公尺，以此為開端後，智障兒有了自信心，則其能力也就伸展開來，此種例子也很多。每個小孩身上，都隱藏著朝氣蓬勃的潛能。至於如何引出小孩發展的潛能，則是保育人員極為重要的目標。

【註】

⑴運動感覺：當我們運動時，運動的訊息會從肌肉、腱或關節傳到大腦裏，這些訊息在腦內經過處理及計算，雖然並沒有被意識化，但是閉著眼睛，運動也能正確的進行，這就是運動感覺所造成的。

⑵前庭感覺：當身體能感受空間的變化時所產生的感覺。例如：火車開動時、飛機要起飛時的身體轉動，或坐在鞦韆上或電梯時所能感受到的感覺，稱爲前庭感覺。

保育上的問題點及對策

在這裏，我們將對智障兒的保育問題進行探討。

脖子搖晃時的因應對策

頭部不安定的智障兒，和其他智障兒比起來，在保育方面被重視的情況很少。我們先以脚極爲穩定，但頭一直搖晃的智障兒爲例子，舉出其問題點。

頭部不安定意味著眼睛及耳朵的不安定，這種情況在學習上會遭遇很多的困難。所以在保育的對策上來說，首先要讓小孩做安定頭部的訓練。訓練時，採用手肘站立的姿勢（圖3－5）或坐的姿勢，且儘量抬頭看前方，此種姿勢要持續的訓練。讓身體左右對稱，是一件極重要的事，所以儘量把頭擺在正中央處。若光只是抬頭看前方，會讓小孩覺得沒意思，所以要放一些小孩感興趣的東西在前面，譬如擺一台電視在前面，或保育人員本身坐在小孩面前即可。

保育智障兒時，我們要如何做，才能讓小孩吃飯時頭部不會搖晃。我們考慮很久而決定利用各種裝身具，結果是強迫小孩穿上限制運動的裝身具，會讓小孩很痛苦，這是很不好的，所以我們又做了如下的嘗試。

先把一條毛巾折好、捲繞在頭部的外圍，然後在頭部前方打個結，此時適當調整毛巾的高度，亦即用毛巾來固定頭部前方，如果順利的話，再慢慢調整頭部後方及左右邊的高度至適當爲止。毛巾的質料不要太硬，以免皮膚受傷；也不可綁得太緊，使頭部完全無法動彈。如果在幼稚園或家庭裏，能不斷地訓練小孩自行抬頭，是最好不過的了。

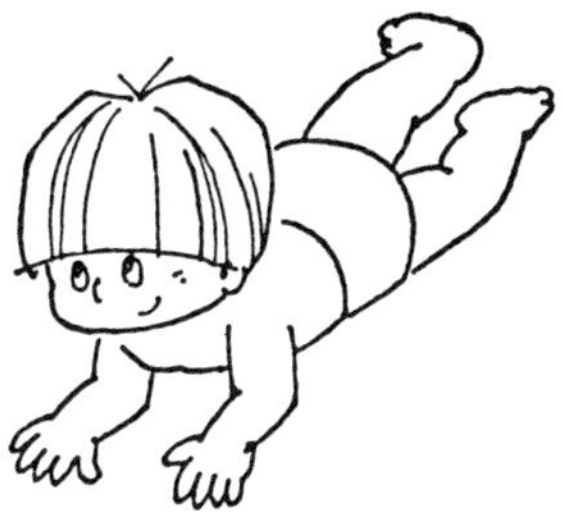

圖３－５　手肘站立的姿勢。

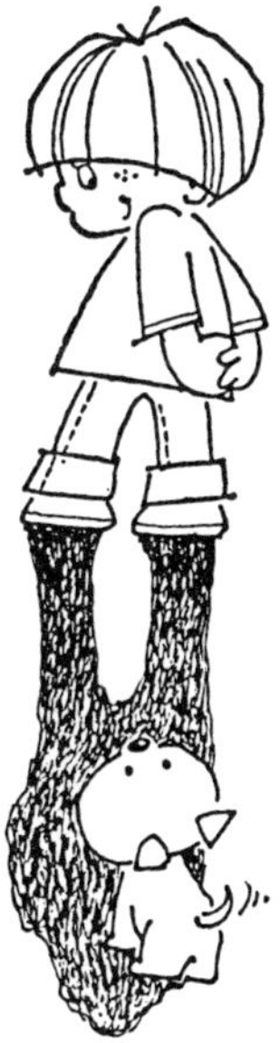

無法坐在地板上時的因應對策

智障兒在睡覺翻身及起床方面的問題，是屬於專門性的問題，應由專家來做說明。要讓智障兒坐著的條件，除了必須使及身軀直立外，如果要倒下時，得趕緊讓身體彎曲不讓其倒下。若仍會倒下來，則需立刻把手伸向前或向後來支撐身體，此種因應能力是必要的。

剛出生的嬰兒坐在地板上時，會向前伸出雙手以支撐身體。例如，當智障兒和其他小孩一起坐在地板上聽你說話時，儘可能讓他們跟嬰兒一樣伸直雙手來支撐身體坐下來。如果他們無法伸直雙手支撐身體時，也要儘量想辦法不讓雙手彎曲。例如：用厚紙板纏繞在手臂上，再用綳帶紮起來，不讓手肘彎曲，以此種方式來支撐身體。坐的姿勢以側坐較爲理想，此時要保持右下橫座及左下橫座的平衡，千萬別讓身體有非對稱性的移動，更不要固定得太死板，這點要多多注意。

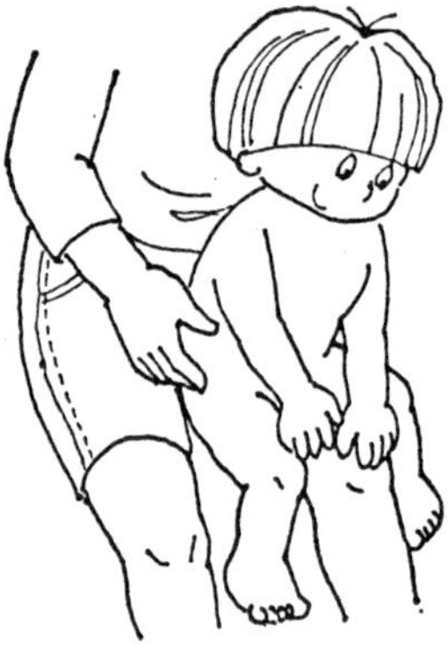

圖3－6　跨坐在母親的膝蓋上。

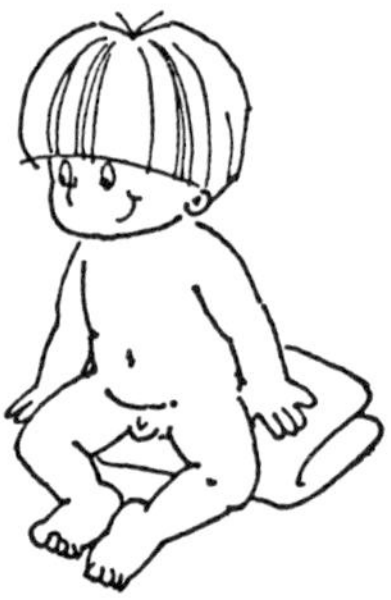

圖3－7　把椅墊對折放在臀部下方坐著。

如同普通孩子一般，腳向前坐的姿勢是最理想的。如果不用雙手支撐也能坐下來時，儘量採取此種姿勢吧！然而我們常會看到這樣的情況：膝蓋彎曲或是背部呈現拱形而向後倒下，或是看到小孩很痛苦地支撐著不向後倒的情形。此時，把椅墊對折放在臀部下方，使臀部位置提高並以輕鬆為要，如果能慢慢地坐下來，再把椅墊放低即可。

抱智障兒的姿勢，也很重要。這時不可讓小孩扭轉身體，要保持對稱性，千萬不要讓兩臂向後伸出、而是向前伸展，以減少支撐的情況。如果坐在地板上時，直接坐在母親膝蓋上，但是腳底要穩定地踩在地板上（圖3—6・7）。

無法坐在椅子上時的因應對策

讓智障兒坐在椅子上，在保育方面來說，是極為重要的。基本上，想訓練小孩在椅上坐一段時間，倒不如想辦法來讓小孩安心地坐下來，以此為優先考慮的方式比較好。

「保持座位用的椅子」這類型的椅子有很多種樣式，在市面上皆可買到。例如：坐在半躺式椅子上時，雖然坐下來了，但無法做桌上作業，因此這種椅子無法培養智障兒正確的坐姿，除非是儘量讓軀幹伸直而且稍微往後仰。很早以前我們曾對智障兒使用的椅子進行研究，但是最近已出現一種附帶桌子的特製椅子（圖3—8）。

智障兒無法坐在椅子上的原因，是頭及身體會不斷搖晃而無法保持直立所造成的；或是身體

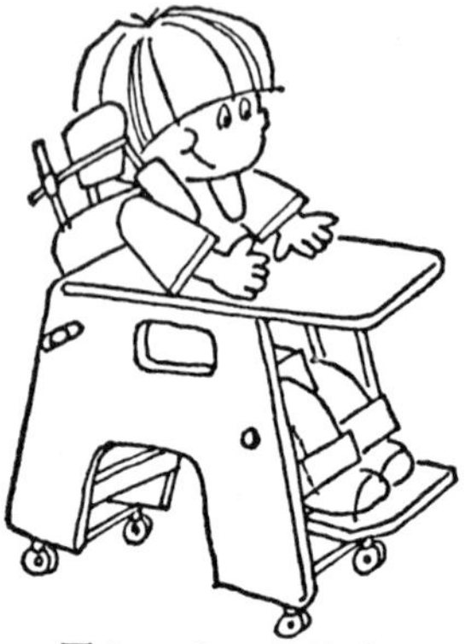

圖3－8　保持座位用的椅子。

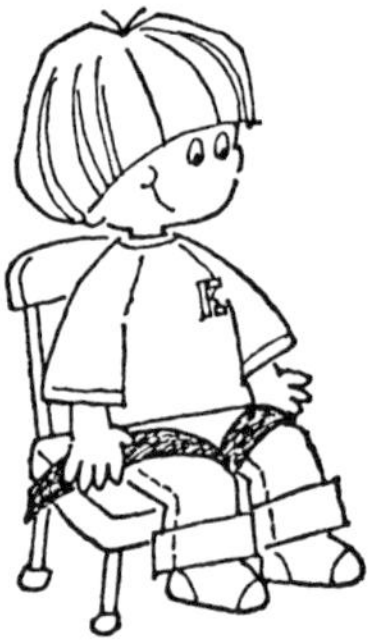

圖3－9　綁上抑制帶，使正確地坐下來。

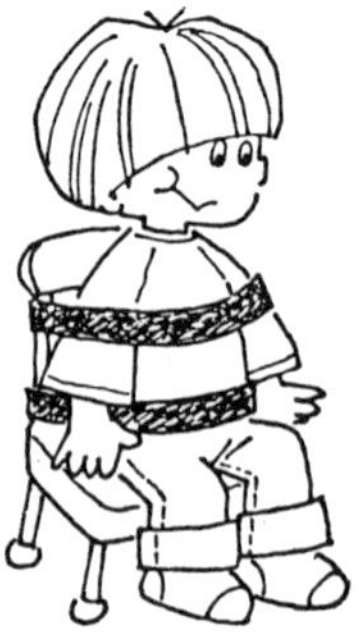

圖3－10　抑制帶錯誤的綁法。如果卡在脖子上，是很危險的。

反射性地向後仰，以致無法保持坐姿而從椅上滑落，大都是這兩種原因使智障兒無法坐著。假如只是輕微程度的無法坐著，最好準備抑制帶（材質柔軟的粗紗布），將抑制帶固定在普通的椅子上，這也是一種讓小孩坐著的方法。此時，若將抑制帶從胸圍繞綁到腹部的話，不但效果會減少，也易使坐姿失去平衡，產生危險。

無法順利走路時的因應對策

如果智障兒無法完全自行走路時，只好依賴輪椅了。如果小孩會爬且有想爬動的情緒時，我們不應以移動時必須用雙脚的想法，來限制小孩的爬動行爲。

如果小孩能夠抓住東西而勉強走路時，我們儘可能在走廊上安裝把手，讓小孩扶著走路，或讓小孩手裏握著東西或推著椅子走路（圖3－11）。總之，在這方面要多用心思才好。

請仔細觀察小孩手持東西時的高度、重量及滑落的情形後，再找出適合小孩的椅子，使能邊推動椅子邊能走路，這樣的方式有助於啓發小孩學習的意願，同時在身體的發育方面，也會有好的影響。市面上所賣的手推車，其下面均有輪子，只要稍微推一下就能前進，使用這種椅子會導致小孩用奇怪的方式移動，對步行的訓練沒有好處。若想用步行車協助智障兒走路，一定要挑選正確合格的輪椅。走路就是一步一步地讓體重從左脚移動右脚，對已經使用T字狀枴杖的小孩來說，最好能繼續使用下去。

先瞭解智障兒的步行能力，再慢慢轉變到比較困難的訓練課程，如此一來，小孩較能在成功

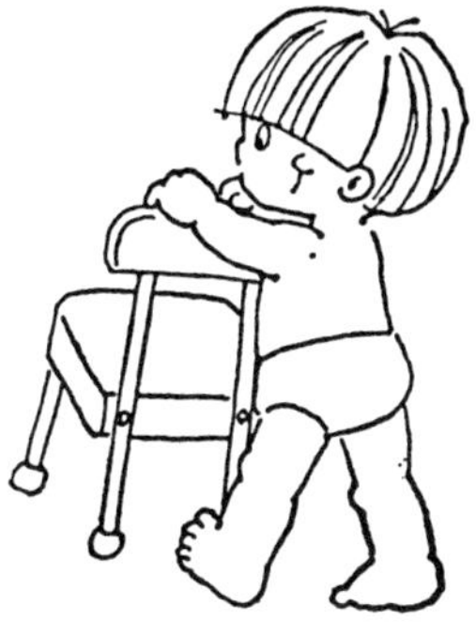

圖3－11　推著椅子走動。

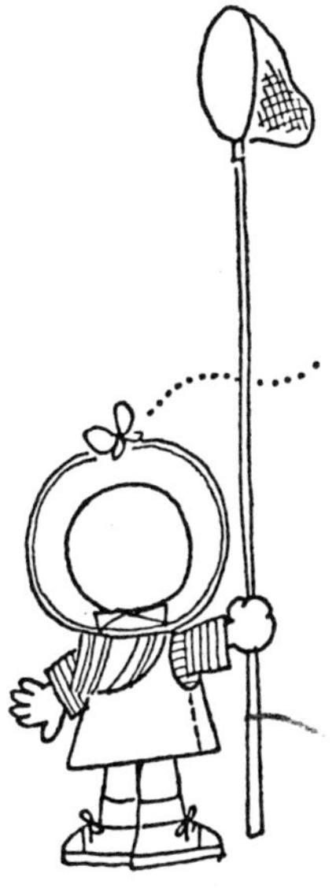

後獲得滿足。雖然想讓小孩移動一段距離，但當這段距離太長時，我們可以先讓小孩走一段路，再抱他走剩下的路程。或者是，把小孩帶到某個定點後，剩下的路程就讓小孩自己去完成，這種方式才能使小孩嚐到成功的滋味。大人看到小孩困難地移動身軀，通常心裏會很難受，於是乾脆抱過去，然而小孩心裏會產生「我爲什麼不能走更遠」的不滿足感，這種情況在家庭中很常見，但是在保育場所時，我們希望保育人員能夠維持一貫性的教育態度。

無法使用手時的因應對策

智障兒完全無法使用手時，一定要當面請教訓練師。

假定智障兒的脚比手更能自由轉動時，我們可以考慮以脚代替手，但在這麼做之前需先請教醫療人員，然後再做決定。小孩本人若認爲脚比較能活動，就會偏於以脚爲優先，這樣一來，手的發育會逐漸停頓下來。

同樣的情況，對只有一隻手可活動自如的小孩來說，其情況稱爲單邊痲痺，而且雙手的活動能力有相當大的差距，如果小孩不斷地使用沒有痲痺的那隻手，那麼另一隻手的活動能力會更加惡化。慣用手只需一隻就夠了，而另一隻手會成爲補助手，所以我們應儘量鼓勵小孩把活動力較差的那隻手當成補助手來使用。在遊戲中，應巧妙地加入雙手的動作，例如：用雙手接球，或用雙手去推去拉。若是地板上的活動，則要安排小孩用較差的那隻手來支撐身體；而桌上活動時，則教導小孩用較差的那隻手輕輕按住紙張寫字，或者是反覆訓練他們用雙手拿書。

無法順利吃飯時的因應對策

飲食除了有補給營養的意義外，也包含一家人團圓的意義，同時也是建立個人獨立的基礎，所以飲食是值得重視的。

在飲食時，有五種要素需要予以注意的。包括飲食的姿勢、能用手握著湯匙或筷子吃東西嗎？自己有能力咀嚼口中的食物嗎？偏食嗎？飲食的禮節等等，這些均是智障兒在飲食時所要留意的事項。

對腦性智障兒而言，前三種情況特別需要留意。除了保持坐的姿勢（五五頁）及攝食動作（

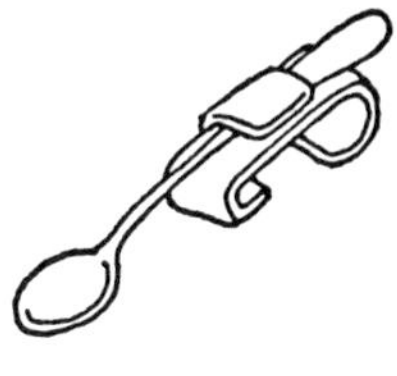

圖3—12　特製的湯匙。

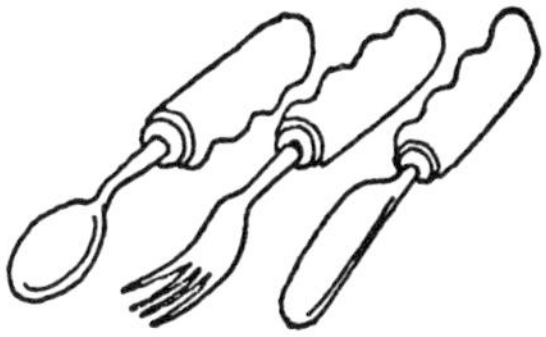

圖3—13　把手粗大的湯匙、叉子和刀子。

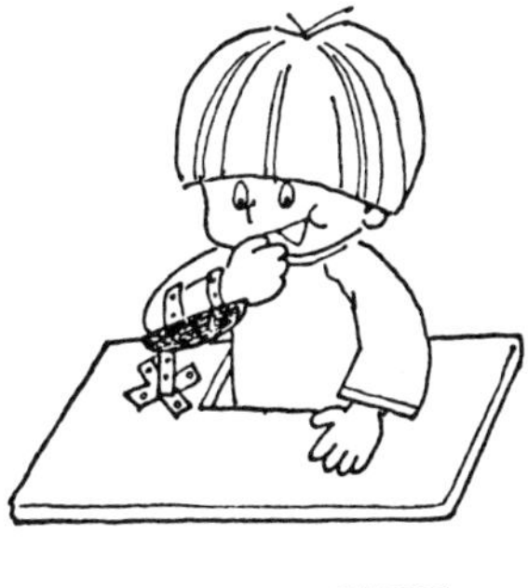

圖3—14　利用手肘的屈伸，能將手裏的食物送進嘴裏的自助餐具。

第四章一〇七頁）之外，智障兒吃飯時，若只能吃到放入嘴裏食物的一半，其餘一半會掉在地面上，此時我們不僅會有怕他們吃不飽的擔心，也會覺得他們的吃飯時間太長及掃地很麻煩等現象出現，大人在看不慣小孩笨拙的吃飯方式後，於是餵給他們吃，我們衷心希望這種協助小孩吃飯的情況能儘量減少。

為了智障兒的飲食方便，希望能和雙親商量使用如圖3—12．13的各種特製餐具。

飲食是極為複雜的動作，讓我們來分析這項複雜動作：肩膀抬到一半的位置後，再將手臂固定，以一定的速度屈伸手肘，轉動手腕而用手去拿食物來吃的一連串動作組合。因此，為了方便智障兒吃飯，首先要在餐桌的角落邊裝上約五公分高的檯子，再將手肘置於檯上，保持肩膀的固定後，再將手把很大的湯匙固定在小孩手上，小孩只要屈伸手肘，就能吃飯了（圖3—14）。

不要因為小孩無法順利地吃飯，就只注重飲食要素的前三項，而忽略了飲食的內容和禮節。

無法自己上厠所時的因應對策

智障兒無法自己上厠所，是一件很麻煩的事。首先，母親不要把小孩當成嬰兒看待，如果小孩到三歲時，還一直使用尿布時，不僅會造成日後協助他成長的困難，對小孩自信心的培養，亦有負面的影響。在家庭中，希望能將上厠所這種訓練的動作予以認眞的執行。假定小孩不僅手足殘障且智能偏低不足時，很有可能他對上厠所一事既無反應的預告，亦不會有不愉快產生，也就是說他對上廁所已不存有任何知覺的反應，碰上這種情況將是很麻煩的。

要讓小孩自己能上廁所，首先一定要把尿布拿掉，再教導小孩去理解想上廁所的感覺，並教導他如何上廁所排便（參考智障兒章節）。如果小孩只是手脚殘障，我們應該很容易察覺他想上廁所時所表現的感覺，即使是有語言障礙的小孩，也會有想上廁所的信號被表示出來，希望保育人員能夠敏銳地感受小孩的反應，這點十分重要。

殘障兒雖然有能力表達想上廁所的意念，但他無法自己移動到廁所，也不會脫褲子，更無法蹲下來，上完廁所又無法自己擦拭屁股等種種情況，仍需要予以協助。讓小孩獨自完成上廁所的一部分動作，是有其必要的。如果小孩花了很長的時間上廁所，或來不及告知旁人就排泄出來，因爲這樣的原因而挨罵的話，則我們前述的對策就失去了效果。假定人手確實不夠時，不得已只好在最短的時間內快速來處理。

沒有必要在幼稚園或托兒所建造特別的廁所，只需要稍微寬敞一點的廁所，並保持清潔，才能使保育人員方便協助小孩上廁所。在嬰、幼兒時期，這些教育設備是理所當然的。

脊髓性殘障

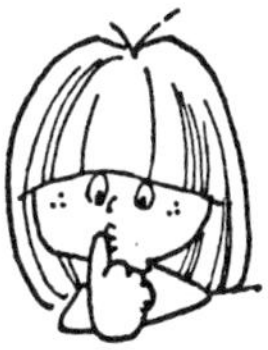

原因及症狀

脊髓是腦的中樞和肢體末梢的聯絡神經線。從腦發出的命令或傳進腦的訊息，都需集中在這條聯絡線上，如果脊髓神經的傳導中斷，則中斷處以下的身體會無法移動，使感覺無法傳回大腦。

屬於先天性的「裂脊柱症」，是胎兒在母體內成長過程中所產生的脊髓異常。通常發生在腰部，此時嬰兒一生下來，很容易可以發現其臀部中央處有柔軟的腫瘤。屬於後天性的「脊髓炎」，是車禍外傷或意外事故所引起的。有時候，在很淺的游泳池跳水而造成脊髓外傷，或礦坑災難時的落石所造成的。雖然，小孩的意外事故發生率較少，但也有從樓上摔落下來而造成脊髓炎。

依據脊髓損傷的部位情況，可造成身體痲痺部位的高低差別。最嚴重的是脖子部位的頸髓損傷，此時雙手會引起痲痺（四肢痲痺），不但無法走路，雙手亦無法使用。如果發生在胸部，則會造成胸部以下的身體肌肉痲痺，如背、腹肌肉痲痺及兩脚痲痺等，脊椎無法伸直而引起側彎症（脊椎向側邊彎曲）。如果是腰脊髓受傷，其下肢痲痺多半是完全的痲痺。

脊髓性殘障的痲痺性質和腦性殘障不同。脊髓性殘障不僅造成運動痲痺，也有感覺上的痲痺，對疼痛及冷熱均無法感覺得到，例如：天冷時，把熱水袋放在被窩裏睡覺，而將雙脚放在熱水袋上引起燙傷，卻毫不知覺。或穿上新鞋引起擦傷，亦無法感受到疼痛。或者是小孩長時間坐在椅子上，而不覺得臀部疼痛，甚或出現褥瘡等皮膚潰瘍。

在脊髓性殘障的症狀當中，膀胱及直腸失去控制最為嚴重，亦即無法感覺出尿意及便意，且無法自行排尿及排便。

醫學上的顧慮

脊髓性殘障的主要問題點有運動麻痺、感覺麻痺、變形及排泄障礙等四種。

關於運動麻痺

在醫學上並沒有特別要顧慮的地方。但必須配帶裝身具、頭盔及枴杖，並常請教整形外科醫師，千萬不可自作聰明拿下需配帶的東西。

關於感覺麻痺

我們必須確認痲痺是從何處開始，胸部、肚臍或是腰部的痲痺，都要予以重新檢查。觸摸小孩的皮膚時，若沒有反應時，用大頭針或鉛筆心輕輕刺一下亦完全沒有痛覺。脊髓損傷的部位，一般左右受傷的高度是一樣的，但是仍必須左右分開檢查比較理想。例如：腰部以下若沒有痛覺，表示有隨時受傷的可能性存在。小孩跌倒的擦傷，沒什麼關係而且容易治好，但是因穿新鞋而引起的擦傷就不同了。

一般來說，臀部有褥瘡時會感覺疼痛，倘若沒有及早發現傷勢，那麼情況會變得很嚴重，也就不易防患了。穿上特製的裝身具或特殊的鞋子時，造成脚跟潰瘍的可能性很高。雖然不必那麼神經質的注意小孩，但是經常檢查小孩的脚及保持清潔，卻是非常必要的。有些情形要多注意的是：避免長時間坐在椅子上、冬天使用電暖器時要小心、洗澡的水龍頭也要多留意。同時更應避免小孩打赤脚走路，即使要赤脚走路，也得穿襪子以免除無謂的傷害。此外，冬天使用電毯，也需多加小心才是。

關於變形

脊髓性殘障最嚴重的情況是脊椎變形（側彎症），及股關節、膝關節無法完全伸直而引起脚部的各種變形。年齡小時只有少許變形，但隨著成長其變形的情況更明顯，此時縱然利用手術也無法治好。因此，我們可以用脊椎固定器或裝身具來保持小孩正確的姿勢，希望雙親多予指導，幼稚園也能配合醫生的指示。

關於排泄障礙

千萬不可讓排便成爲頑固的便秘。要養成定時的排便習慣，排尿習慣的養成在第二章已經談過了。說句比較誇張的話，便秘會造成對生命的威脅。有很多雙親並不關心小孩的便秘，在幼稚園對這樣的小孩一定要特別留意照顧，身爲雙親也一定要帶小孩給泌尿科的醫生檢查，保持和醫生聯繫也是很重要的。

原則上，千萬勿引起感染，重要的是減少殘尿（在膀胱中留下無法排出的尿）。每個小孩的情況不同，醫師的指示也不同，所以要個別和醫生商談，並遵守醫生的指示。

關於裂脊柱症

這種裂脊椎症前面已敍述過了，是中樞神經系統的異常所引起的病症，而且往往會併發「水頭症」。

最近有不少剛生下的嬰兒被送到腦外科，接受去除臀部腫瘤的手術。對水腦症的檢查，有必要時亦可進行手術。儘可能讓小孩進入幼稚園時，就已經接受過腦外科的手術，如果還未開刀，爲了愼重起見，一定要帶到腦外科受診。有水腦症但已手術過，偶爾其軟管也會受到阻礙而引起腦壓亢進的症狀（參考第二章）。

保育目標

脊髓性殘障和腦性殘障在本質上有兩點差異。也就是說，脊髓性殘障的障礙程度無論有多嚴重，若只是運動器官的痲痺，其精神機能、語言機能及上肢機能根本上是完全正常的。然而往往因爲後天環境的關係，使小孩對母親非常依賴、任性及對日常生活的經驗不足等，這些並非是病症引起的，而是後天環境所造成的。正如在腦性殘障這篇提過，在保育小孩時，首先要把他當作普通小孩來對待，如此才能充分培育其精神方面的機能（意欲、知識、社會性）。

另外要知道的是，基本上脊髓性殘障的障礙是無法恢復的。腦性殘障的小孩經過訓練後，可用T字狀枴杖走路，甚至可以獨自行走，而脊髓性殘障是屬於運動器官的障礙，無法有本質上的改善。運動障礙視損傷部位而有不同的差別，如果只是輕微障礙，就算脚稍有不便，即使不用裝身具也可以走路，然而多半脊髓殘障兒都需要使用裝身具或T字狀枴杖。雖然痲痺情況很嚴重，也儘量地讓他使用枴杖。小孩到了入學年齡，即使可以坐輪椅上學，然而在教室或上、下樓梯移動雙脚走路的機會很多，如果能讓他走路時就儘量協助他，這對小孩日後的影響有很大的差別，所以不要讓小孩太依賴坐輪椅，而不走路。

正如腦性殘障的人不能隨意換下裝身具，脊髓性障礙本身也不可能得到改善。上肢正常時，幾乎不必使用雙脚就可靠T字狀枴杖走路，然而對於沒有痲痺的部分，如關節及手腕等，反要特別的磨練其活動力量。坐輪椅需要用到手臂及手腕的力量，若是手臂的力量很強時，即使是稍微有坡度的路，也可用輪椅走上去。對於已經痲痺的脚，如何恢復健康一事，不要做太多無謂的冀求，應該對沒有痲痺的部分多加鍛鍊，才是當務之急。

保育上的問題點及對策

形成脊髓性殘障的問題，是站立及步行這兩方面。以保育立場來說，我們要下功夫的是讓小孩積極地參加能使身體活動的個人遊戲或團體遊戲。至於其他方面的保育，請參考腦性殘障這個章節。只要多瞭解殘障兒的各種情況，保育人員害怕和擔心的感覺就能大大地減少了。

在幼稚園裏，偶爾也發現頸髓障礙的小孩，即使他們無法完全使用手，也能使用一部分的手來活動。如果他們的手能稍微活動的話，除了用手支撐坐起之外，並考慮不要讓手肘彎曲，儘可能不要坐在輪椅上。同時不可固定坐姿（如右下側坐等的長久持續），要隨時不斷改變坐的姿勢。

關於智障兒的排泄障礙，雙親應多努力請教專科醫生及護士。首先應拿掉尿布的使用，因為尿布不但會造成陰部的不潔，也容易造成濕疹，同時更是尿道感染的原因。如果實在無法不使用尿布的話，也要儘可能抱著小孩用手排尿，這個方法是爲了防止小孩對排尿及包尿布養成的習慣。

其他的殘障

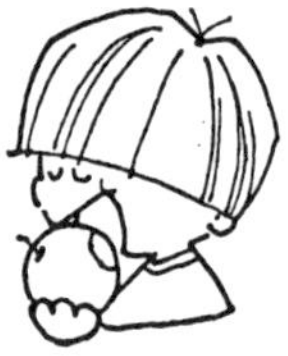

殘障的種類有很多種，在本章裏將做簡單的說明。不管是哪種類型的殘障，都有治療的必要，實際上的治療均需醫生的診斷，所以最好多跟醫生聯繫，才能對每個小孩有具體的瞭解。患有先天性肌肉萎縮的小孩會併發智能的障礙，除了手脚外，其他的部分均和普通小孩無異。所以保育者不要太消極，應該以積極的態度來保育智障兒。

多發性關節萎縮症

小孩出生時，身體上的多數關節凝結在一塊，無法像普通小孩的關節那樣順利活動。有時此種關節障礙會遍布全身，而使脊椎無法活動。在幼兒期即應接受治療，甚至手術，若萎縮的情況很嚴重時，可能無法加入一般保育院的看護。關於此病症的保育目標及問題的對策，到目前爲止並沒有特別的方法。對患有多發性關節萎縮症的小孩而言，經常轉動已硬化的關節或實施強烈的訓練，並沒有多大的作用與意義。倘若放置不管，則關節的活動範圍會有愈來愈少的傾向。所以要做手脚及身軀的屈伸體操，以增加其關節的活動，是很重要的。在可能的範圍內，多運動以強化已軟弱的肌肉。我們要預估到底可以做到何種程度，才能讓小孩也可參加一般的保育指導，並進而成爲一個積極的小孩。

骨形成不全症

天生骨質脆弱，是一種隨時會產生骨折的痲煩病。這種病的骨折治癒率雖屬普通，然而不斷骨折的重疊一起，會促使骨骼彎曲，如果情況嚴重，則小孩亦無法加入一般的保育。在幼兒期，若要使彎曲的骨骼予以保持垂直，則可採行髓內釘的手術，以促進遲緩的運動發育，這些訓練是必要的。

如果病況不是很嚴重時，雖然有手足變形及身高的煩惱，但過了青春期後，骨質會變得比以前強壯。所以從幼兒期開始，就必須給予充足的治療及教育，以期將來能參與社會的行列。一般而言，會造成問題的是骨折。如果不讓小孩做運動，則其骨質會更加脆弱，也更易發生骨折，骨骼的成長亦會遲緩下來。爲了使骨骼的成長更爲茁壯，對於患有此症的小孩，運動是絕對必要的。

現在有兩個矛盾的現象存在着。爲了使骨骼長得好，要進行運動，但這些運動卻會提高骨折的發生率。關於這點，我們要告訴家長：「讓他冒著骨折的危險去做運動吧！」這是我們要一再強調的。在幼稚園裏，要多與家長溝通，讓家長協助小孩慢慢擴大運動的範圍。如果我們告訴家長：本院有技術很好的整形醫生，知道如何培養智障兒，並對家長說「有骨折時，請帶來吧！」此時家長對小孩會有更多的信心。

母親均希望孩子能參加普通小孩的團體生活，雖然母親對這項冒險已充分地瞭解，但有時仍會遇到責任方面的問題。家長希望小孩能加入一般的保育生活，此時一定要和家長多溝通，讓他們明瞭一般保育生活的內容，同時家長和保育者對骨折方面亦需多瞭解，才能讓孩子安心地參加團體生活。

末梢神經的痲痺

末梢神經受到某些形態的障礙，若只是一條神經受傷害，還不會成爲保育上的問題。例如：脚可稍微活動或一隻手稍不靈活的程度。有些難產的小孩，生下來時，其手上的神經多半受到阻礙，而引起整隻手的痲痺。所謂的「分娩痲痺」病症，若發生在幼兒期，很容易被治療好，但是有些時候會留下強烈的殘障痲痺，這就是本項目中最嚴重的病況。正如前面所述，若將已痲痺、不靈活的手當成補助手來使用，則殘障兒和普通小孩就沒什麼特別的問題出現了。從醫學觀點來看，爲了重建機能而需要計劃去動手術，然而這種病大半都發生在幼兒期，所以不會有需要手術的問題發生。

先天性四肢畸形受損

母親在懷孕時，服用類似酞胺派啶酮的藥，而造成胎兒有先天性的四肢畸形。這類畸形中，手指輕微的變形，是最常見的病。在我所看過的殘障兒中，最常見的是右脚膝蓋以下的畸形，當幼稚園人員要求檢視小孩的脚時，通常小孩及雙親會出現不悅的表情。小孩因爲天生的畸形而感到羞怯的心理很強烈，所以儘可能隱藏畸形的肢體，導致小孩成長中很容易有陰暗精神的發展可能性。在機能上來說，小孩的脚並沒有長短不一的現象，所以切除脚跟以下的肢體，裝上義肢後，小孩的心情會變得開朗。進入學校後，也敢和同學一起游泳了，對於手脚的畸形，亦能坦然地面對它。像這樣情緒上的差別，基本上來說，是家長的態度所造成的。因此我們對會造成家長陰暗態度的環境及原因，要多予瞭解並協助。每個小孩都不願意人們用好奇的眼光打量他們畸形的手脚，所以要建立小孩對畸形的坦率心理態度，才是重要的。

從機能上說，變形的手脚有時應接受手術的治療。如果還未接受手術，保育人員請多和家長商談，儘早帶小孩到整形外科醫生處接受手術的治療。除此之外，畸形兒的保育目標和問題點的處理，均和其他有殘障的小孩一樣。

全身肌肉萎縮症

你是否聽過「進行性肌肉萎縮症」，此種病症會不斷的進展下去，最常見的是「裘馨氏病」，這是幼兒期極易發生的病，但是在保育場所內遇到此病的機率是很小的，通常是充滿朝氣的小孩會突然出現此種病症。

如果小孩的走路方式和以前不同，會搖擺屁股，或從椅子上站起來會有「很辛苦」的感覺，及難受的表情出現時，這時要懷疑小孩是否患了肌肉萎縮症，同時要帶去醫院接受正確的診斷。從醫學觀點來看，若患有此病，患者應儘量過普通的生活，也可做普通的運動，在保育場所也沒有特別的訓練課程，只是儘可能多參與運動即可。

肌肉萎縮症有先天性的，有時亦會併發智商低能的現象。其患者從幼兒期起，體質即很柔弱，運動的發展亦緩慢。他們還漸有步行的能力，但大部分只到達能「坐」的程度，不可能有獨步的可能性。所以在保育上說，應與智商低的腦性痲痺兒作同等的保育方法。保育時，對某部分能走路的小孩，千萬不要限制他們運動。除了進行性肌肉萎縮症外，全身的各部位肌肉也可能受到侵犯，形成全身肌肉的萎縮。然而在輕度的全身肌肉萎縮中，也有非進行性的肌肉萎縮，這種情況出現時，應儘量找專門醫生受診，尤其是小兒科特別肌肉方面的專科醫生最爲理想。對這樣的小孩，醫生應對其將來的發展，有更正確的說明才好。

如果是得到進行式肌肉萎縮症時，醫生應詳細地對家長解說，以便家長更能處理小孩將來的教育方向。若是得到「裘馨氏症」型的進行性肌肉萎縮症時，小孩大體上仍可入小學讀書。但進入學校後，有很多小孩有走路的困難，若放置不管，則造成小孩長期缺席而待在家裡。在此時期，家長和親友應多鼓勵小孩上學，或轉入特殊學校也可以。家長在知道萎縮症小孩的未來發展時，一定要有所覺悟，並訂立長期的計劃來保育小孩，而保育人員也經常要以客觀的態度與家長商量及溝通。

幼年變形性骨軟骨炎症

原本健康活潑的小男孩，突然拖著脚走路，當雙親或老師注意時，他會走得很好，若不留意時，他又會不知不覺拖著脚走路，此種病症通常以這樣的情況爲開端。這種病是股關節及大腿骨的骨頭變形而造成的，必須早期發現與治療。多半在保育場所可以發現這種病，此時應立刻建議雙親帶到整形外科接受治療。這種病是絕對可以治得好的，倘若未掌握可治癒的時機，即使治療好了也會有骨頭的變形，長大後亦引起股關節的疼痛，所以早日治療是絕對必要的。

治療的原則是儘量不要加壓於已變形的大腿骨，同時要躺在床上不要站立，並將不好的脚綁上帶子後，以T字狀枴杖步行或裝上「免荷裝具」，以避免體重加在脚上，而使脚能自由活動及走動。每個醫生的治療法多少有些差別，如果裝上裝身具或綁上帶子，可讓不好的脚減少體重的負荷時，一定要將此情況告訴小孩，並指導小孩去適應，以免小孩隨便拿掉帶子或裝身具而延誤了治療。

其他整形外科方面的病

先天性股關節脫臼、先天性內翻足、膝外翻（O型脚）、膝內翻（X型脚）、外翻扁平足、四頭肌短縮症、斜頸、脊椎側彎症以及包括從幼兒期即需接受整形外科治療的各種病等，這些均屬於慢性病，需要長期的治療與觀察。有些小孩亦必須裝上裝身具，除此之外，其餘均和普通小孩一樣。家長要多和醫生聯繫，以吸取照顧小孩的正確知識。藉此，希望能積極地讓小孩的身心獲得活潑的成長。

第四章　語言智障兒的瞭解與保育

——包括聽覺障礙在內

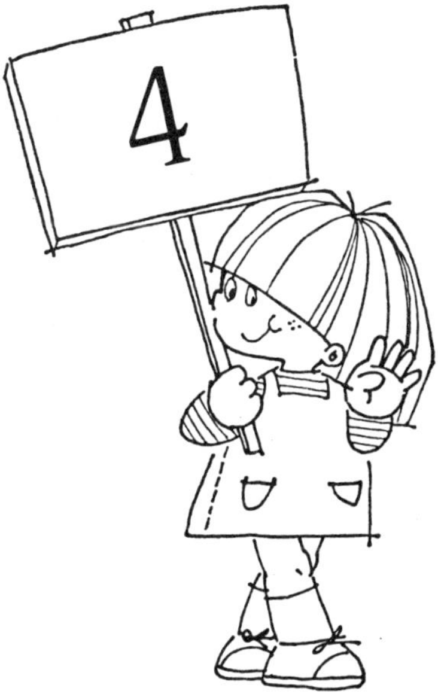

何謂語言障礙

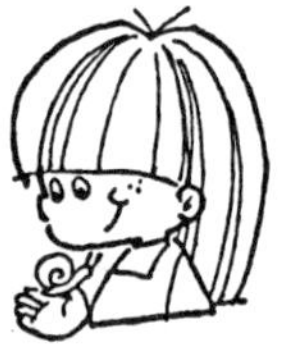

只有人類才有語言的能力，所以這個語言能力是非常重要的。語言並非只是人與人之間溝通的工具而已，語言對於智慧、社會性及情緒的培養，也是不可缺的要素。在語言有障礙下成長的小孩，對其未來的社會生活，亦將造成很大的問題。語言障礙的原因及其表現的方式，參差不一。患有語言障礙的小孩，從入學後的躊躇、疏遠及混亂中逐漸安定下來後，其警戒心自然會相對地鬆懈下來，此時希望級任老師能抓住機會多與小孩相處，並開始對每個小孩的語言使用法，作如下的觀察。

(1)耳朵是否完全聽得到。

(2)對語言的理解程度有多少。

(3)說話時的表達方式爲何。

(4)說話的內容聽得懂嗎。

坦白說，語言使用的態度，是把自己的意念或想法傳達給人，同時也要對他人的意思有所瞭解。和別人交往而不能使用語言，這種異常態度將造成小孩不肯使用語言。像這樣的情況，是不能用語言障礙來解釋的，請參考第六章情緒障礙。

關於耳朵是否完全聽得到，除了不說話的情況外，可觀察小孩是否會表現出對視聽教材，特別是語言活動的參與（如：唸童話故事等）興趣。或從後面叫小孩的名字，觀察他是否會因聽到聲音而轉過頭來。或是在小孩看不到的地方，突然讓他聽到樂器聲或撕紙聲時，是否會轉動身體。這些觀察有助於了解小孩的聽力狀況。若患有重度的重聽，未滿一歲時即可被發現出來；若重聽的程度很小，就不易被發覺了，有時甚至會被單純地解釋爲智商不如人，這是要注意的。

雖然小孩聽得到聲音，但當我們說「穿鞋」、「洗手」時，他們的反應有不明瞭的表情，此時我們要想想小孩的語言理解能力是否正常。又，雖然小孩會說話，但言之無物，或是說話的方法很奇怪。例如：語言的成長與年齡不符，一般小孩到動物園有話很多的情況，但有障礙的小孩卻只用單語說話，如「大象」、「長頸鹿」等用單語來表達意念的狀態出現時，就有必要查驗小孩的語言理解能力了。另一方面，小孩說很多話，但所說的內容令人無法理解，是因爲小孩的某些聲音有鬆懈脫落或替換錯誤的現象，而使說話的內容不易被傳達出來。

語言障礙的表現方法有三種。第一是聽力很差，話的內容不易進入腦內（聽覺障礙）。第二是對別人所說的話無法理解，也不會組合說話的內容（語言發育遲滯）。第三是雖然會說話，但無法流利地把聲音拼出來（構音障礙）。這三種語言障礙會彼此互相糾結，所以想要嚴格分類是很難的，姑且用目前這三種分類法來敍述語言的障礙。

聽覺障礙

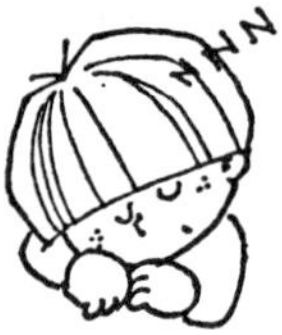

何謂聽覺障礙

從醫學觀點來說，聽覺障礙是指「聽覺器官的器質異常，主要是聽覺感度的降低所引起的。」關於聽覺障礙的定義及統計方法，多多少少有所差別，惟據說一千人中至少有二人有嚴重的聽覺障礙。

患有聽覺障礙的人，其外觀並沒有什麼異常，所以其障礙往往不受重視。如果以全盲、全聾作比較，看看何種較為嚴重，回答全盲的人佔多數，可見聽力障礙之不受重視，因此對於聽覺障礙實不能只做簡單的比較。一般來說，我們對聽覺障礙兒的認識，並不十分充分。

引起聽覺障礙的主因是「語言」，這並非只是以語言做交流手段而已，而是得不到語言所帶來的知識，及無法培養語言成為腦中組合思考的工具，這些原因連帶地引起聽覺障礙。試着想像從耳朵進來的情報訊息，及從報紙上得來的文字訊號吧！我們只需花二〇～三〇分鐘和朋友談話，即能得到談話的內容及全部文字的視覺語言；但對聽覺障礙者，這些語言的獲得，就要花費很多的心血。我們可以想像，在不使用語言的情況下，只用聽力來描述大象的頭，是多麼令聽覺障礙者感到困惑。因此，可以明瞭語言之所以成為思考工具，是多麼重要的事。事實上，對於想要培養抽象概念的聾人，其語言要成為思考工具是很困難的一件事。

其次，我們將聽覺障礙兒所遇到的聽覺障礙分為「重聽」及「耳聾」二種。即使聾人經常使用助聽器，但靠其聽覺聲音而得到語言的交流技術，仍是很困難的。因此，對他們必須要使用讀話指導（從口的動態來明白對方的語言）、比手畫脚或手語等依靠視覺的方式來做集中的指導教育，才是最為必要的。

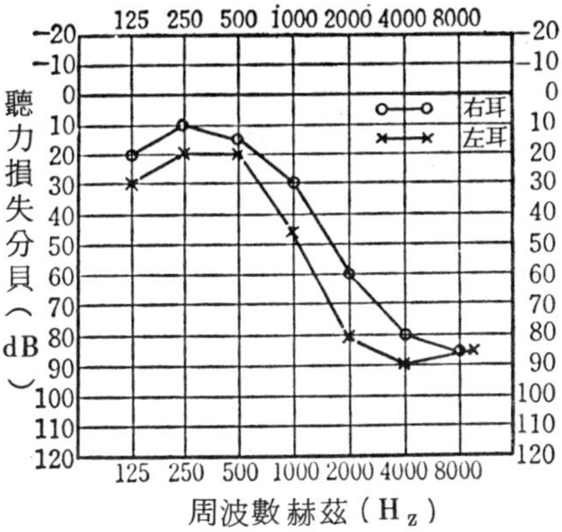

圖４－１　聽覺智障兒聽力的例子

「重聽」雖是指聽力不佳，但常被認為仍具有聲音交流的受容感覺。患有重聽，需要接受專家或聽能訓練師的指導。總之，助聽器的使用，只是讓「耳朵能聽到聲音」。所以，從耳朵的學習效果來說，並非完全無問題，因此重聽患者不需要和一般正常人接受同樣的教育。

區別耳聾和重聽之間的界線並不容易。雖然智慧的能力、家庭環境及開始指導的年齡，對聽力障礙者有很大的影響，然而大體上來說，聽力受損在九十分貝以上者稱作

「耳聾」，七十分貝以下者稱作「重聽」，而七十到九十分貝之間的聽力受損，則端視其情況與條件分類。所以，我們姑且把托兒所的小孩視爲重聽患者了。

【註】

※分貝（dB）：是聲音強度的單位。一般人能聽得到的最小聲音爲零分貝。一般人說話的音量爲五十至六十分貝，大聲說話時的音量爲八十分貝。超過一百分貝的音量，會使人不愉快且無法忍受。赫茲是聲音高低的單位。對患有重聽的孩子來說，並非都聽不出高音或低音，所以要對他們做各種音高的測定才好。圖4－1中的橫軸表音之高低（赫茲）、縱軸表音之強度（分貝），這是聽力檢查的一個例子。一千赫茲以上、九十分貝以上，是正常的低音部，雖聽得到聲音本身，但子音部分脫落了，所以對方說什麼也就聽不清楚了。子音的重要成分是在高周波數裏，而在五百到一千赫茲之間可以分辨出語言。

原因及症狀

聽覺障礙的種類，大體上分爲傳音性重聽及感音性重聽二種。簡單地說，耳朵的構造是把外面空氣的振動（音波），傳入耳朵的傳聲部（外耳、鼓膜、中耳）後，其振動再傳入內耳的感覺部，這是耳朵的傳音過程。

如果前者（外耳或中耳）受障礙而成重聽時，我們稱作「傳音性重聽」。例如，外耳道先天性的阻塞，或傳遞振動的耳小骨之形成異常，抑或中耳炎引起的鼓膜破裂，甚至是因耳垢阻塞而聽不見聲音等，都是造成傳音性重聽的原因。總之，除非聽力受到極大的損害，一般人的聽力很少低於六十分貝的。將傳音性重聽患者送到耳鼻喉科診所接受治療（包括手術開刀），其治癒的可能性很大。若耳朵對聲音的傳遞功能並不好，則可用助聽器把聲音擴大，來彌補耳朵的障礙。

感冒性重聽是因為內耳的振動感覺機能發生障礙而造成重聽。除此之外，亦有因先天性的內耳異常、母體風疹的感染以及其他先天性原因。又，流行性耳下腺炎、鍊黴素等藥物的副作用、頭部外傷等的後天性原因，亦是感音性重聽的產生原由，同時尚有許多不明的原因引起這種重聽。感音性重聽和傳音性重聽之間的差異，有很多複雜的問題存在，而且大都屬於重度型的聽力障礙。在此狀況下，期待用耳鼻科方面的手術來治癒是很困難的，甚至用助聽器也不一定能聽得到聲音或容易判斷聲音，所以患者必須要有耐心做好聽能的訓練。

醫學上的顧慮

任何疾病早期發現的話，其治癒的可能性愈大，特別是耳朵方面的疾病。同時，本節將詳細敍述助聽器的有關用法及顧慮。

如何發現聽覺障礙

一般而言，智障者若有聽覺障礙，在外觀上往往不易察覺，因此發現較遲的例子很多。也有到了二歲，還未發現患有重聽的例子。比較輕度重聽的小孩或是不易聽到高音部的這類小孩，從背後稍微大聲地叫他，才會把頭偏轉過來，因此很遲才發現重聽的情況很多。而且，現在小家庭很多，與祖父母相處的機會也跟著減少，再加上母親是職業婦女，因此家中就沒有人仔細注意小孩子，所以無法早期發現小孩患有重聽的情況。惟有希望擔任保育工作的人員或學校老師，能多擔任發現者的角色。以下是在保育場所，發現的聽覺異常情況。

〈關於聽覺方面〉

- 對於突發的聲音，有時沒有反應。
- 無法隨時了解聲音的來源。
- 在小孩看不見的位置說話，小孩有茫茫然的表情。
- 在課堂上，並不是聽到老師的話才開始做事，而是先看其他小孩的行動再做。
- 對於鼓聲會產生反應，但對於附近的電話鈴聲卻沒感覺。
- 看電視時，總是加大音量。

＜關於說話方面＞

●說話的次數很少。

●說話量和同齡小孩比起來較小，且所說的話很短。小孩到了三歲，只會用「兩句話或三句話」的方式說話，而不會用文章的構造方式說話。

●出現「什麼？」「唔？」的反問情況很多。

●到了四歲，小孩的發音仍不明顯清晰，例如把「老師」說成「老鼠」，或「巴士」說成「八斯」。

●說話的聲調異常的高或異常的低。

＜一般的行動＞

●注意力的持續時間很短，無法安靜且眼睛不停地四處張望。

●只聽從動作的指示，但卻無法聽從語言的指令。

●看童話書時，能集中其視覺刺激，但面對老師所說的話，卻無法集中注意力去聽或無法保持安靜。

●老師向團體作口頭指示時，不會按照指示搶先行動。

以上的諸多項目中，如果小孩有符合以上所說的一些情況，就得懷疑是否患有重聽了。有些好動的智障兒，其語言發育遲緩時，也會出現上述的狀況。我們應該將有聽力障礙的小孩，其行動上的特徵記錄下來；然後，再根據所做的記錄，將小孩送到幼兒聽力檢查單位做詳細的診斷，才是最理想的方法。

多留意耳朶的疾病

幼兒極易染患急性中耳炎或中耳黏膜炎。如果是聽力正常的小孩得病時，只會產生一〇～二〇分貝輕微的重聽，並無多大的障礙產生。可是患有感音性重聽的小孩，受此影響很大，不可不注意。

急性中耳炎的產生原因，是由於感冒症狀持續發燒、或耳朶疼痛而產生流膿症狀所引起的，若早期發現就應及早治療；但是中耳黏膜炎沒有那些症狀產生，因此很容易患病時被忽略掉了。成人可以自己感覺到耳朶有閉塞感或耳鳴等症候，可是小孩無法正確地感受出來，所以經常疏忽了。同樣地，聽覺障礙者沒有更換助聽器，但對聲音的反應變得比以前遲鈍，爲求比較容易發現此種情況，只能平常多留意小孩並多與他們接觸，一旦發現有此情況，應立刻帶到耳鼻喉科醫院受診。

助聽器的功能

助聽器除了極小部分外，其原理均是把聲音擴大，因此語言之周圍雜音也會被擴大。所以，聲音愈大聲，其周圍的雜音也愈大。又，對感音性重聽患者而言，其音高及重聽程度有明顯差別的問題，也有聲音本身聽法不同的問題。由於助聽器的使用，多多少少可彌補重聽者的聽力，但對耳聾患者來說，助聽器幾乎是發揮不了作用的，何況並非每個聽覺障礙者裝上助聽器後，都能聽得清楚。

助聽器的聲音擴大時，其雜音也隨著變大，而患者也跟其他普通小孩一樣會顯得不耐煩。所以就理論上來說，對小孩說話時，應先保持周圍環境的安靜，再用明白、清晰的語氣對他說話。當我們聽英語時，爲了要理解其所說的內容，對說話者的動作與表情等的視覺情報要予以綜合才行；同樣地，我們也要以理解的方式去面對小孩的談話。

我們最好不要抱有這樣的期待：即裝上助聽器後，隨時就能理解對方所說的話。助聽器只是讓聽覺情報從耳朵進來而已，再由此開始學習說話。並非所有小孩使用助聽器後，都能聽得到聲音，例如：聽力障礙嚴重的小孩，用助聽器就發揮不出功效。而助聽器的種類很多，一定要選擇合適的配戴，且並非高價位的助聽器之效果就會比較好，這點要注意啊！

<助聽器的管理>

助聽器的種類很多，但在幼兒時期所用的助聽器，幾乎全是箱形的，並沒有耳掛式或眼鏡式的助聽器，這主要是基於箱形助聽器的性能最好。

助聽器有好幾個調節刻度，聽能訓練員或醫師爲使小孩能適應其聽力，而予以調節至最恰當的刻度。母親及保育工作人員也要明白如何調節刻度一事。如果母親自行購買助聽器時，在使用前請先和專門機構商討並接受其指導。

當小孩上學的時候，要先檢查助聽器的線路是否接觸良好、音量是否合適、刻度是否正常、是否將耳機貼在耳上等等。音量過大，對聽覺有危險性的傷害，所以母親和保育者不可隨便變更音量的大小。助聽器最容易故障的部分是電線，如果搖動一下電線，發現聲音會中斷或雜音很多，甚或音量很小時，則表示電線快脫落了，此時就有必要更換新的電線。而如果電池快用完了，音量也會變小的。

耳機的配戴要符合耳朵的形態，再裝上耳型，則戴上去後就不易脫落。若患有嚴重的重聽時，其音量要加大。有時助聽器的耳機會發出「ㄅㄧ ㄅㄧ」這種難以忍受的聲音，若有此情況出現，不但助聽器不能發揮功效，反而還會讓耳朵受到危險的傷害。所以對於聲音是否過大、耳型是否牢固地插放在耳朵裏、助聽器是否太接近耳機（助聽器大半時候掛在心窩處高的地方）等等，都需予以仔細地檢查。如果「ㄅㄧ ㄅㄧ」的聲音持續不斷時，可先將音量降低以消除ㄅㄧ ㄅㄧ聲，再到專門機構做徹底檢查。

一般說來，小孩第一次戴助聽器，都會感覺不適應而拿下來，但眞的討厭這種東西的實例倒很少，所以二至三週後小孩就能適應而整天戴著。如果小孩一直不肯戴上它，多半是母親沒有眞正認識助聽器的配戴重要性，此時儘可能和主治醫生或訓練師連絡。幼稚園的孩童對助聽器通常都覺得很有趣，而用手去摸它或拿下來看，所以一開始時就要讓其他小朋友明白助聽器對聽力障礙小孩的重要性，並且教導他們不可以隨便剝下他人的耳機來玩，這些都是要注意的。

保育目標

聽力有障礙的小孩進入幼稚園，和進入專門療育的機構是不一樣的。進入幼稚園可和普通的院童接觸，也能在正常環境裏得到經驗，所以我們應視他們爲普通兒童來保育他們，才是最理想的。

在幼稚園內，最特殊的問題莫過於聽覺問題了。這是將所剩的聽覺做最大限度的活用，以培養聽的態度、聽的能力及積極說話的小孩，這是保育工作的主旨。不要覺得對方耳朵聽不清楚，而認爲說話是白說，甚或乾脆不說。雖然小孩的聽力不好，可是將剩下的聽力來給予適當的培養，最後一定能成爲可以用話交談的孩子，同時也能使小孩適應一般小孩的團體生活，所以我們一定要用這種目標來培養小孩。

首先，我們要有耐心地傾聽小孩說話，讓他們有機會說話表達自己的意思，保育人員亦要不斷和小孩交談才好。坦白說，不要只注意小孩說話的聲音及語言運用方式。例如：重聽程度很嚴重的小孩，其運動能力及平衡感覺亦有發育遲緩的現象，因此造成運動能力並非很好的情況，這是因為內耳的平衡感覺器官多半和聽覺一起受到障礙。有這種情況的小孩，其走路很慢，即使放置不管，也是能做徐徐的運動，所以應儘可能地按照幼稚園的進度表，讓他與其他院童積極地一起運動，如此一來，發展遲緩的現象一定可獲得改善。

正如前面所述，我們與他人交往時，在耳朵聽到很多話的同時，眼睛也會看到很多訊息。所以，固然要培養聽覺障礙兒的聽力，也同時要培養他們從眼睛判斷事物的能力，以使他們比其他人更為敏銳。另外，要培養小孩接納他人意見的態度，不光只是和小孩交談而已，也要積極使用語言的組合（如：唸童話書、連環漫畫等）來學習眼睛所看到的東西。這些方法對語言還不甚理解的小孩而言，一定會表示出興趣來，而不斷認眞地看。

儘可能讓小孩坐在保育者面前說話，以培養傾聽的態度。在家庭裏，媽媽唸故事書時，可用手指著圖畫內容，並用比手畫脚的方式說給孩子聽，當然保育老師也可以這麼做。有聽力障礙的小孩，不容易獲得和其他小孩間的交流機會；在這種情況下成長的小孩，通常會有自以為是、任性及缺乏協調性的情況出現，甚至有些孩子會對母親的分離而感到強烈不安。在日常生活中，任何人突然被人從後面拍打時，一定會感到不知所措，這種情況就像到了語言不通的外國，突然被放鴿子的情況是相同的。

基本上來說，造成小孩的社會性不成熟的理由，便是障礙所引起的。因此，不要用粗暴的態度對待他們或用不安的方式對他們說話，甚至小孩對他人動粗時，也不要以責備的眼光看待母親或責備小孩，請用溫暖的態度接受他們吧！在平常的保育過程中，光靠語言的溝通也許無法十分了解他們，故除了語言外，也需用態度（肢體語言）來加強補充，讓小孩更能理解。

保育上的問題點及對策

培養傾聽的態度及加強聽力

重聽者最容易聽得到的聲音，是樂器中的大鼓聲，而且是低音的大鼓聲。所以重聽者進入幼稚園後，在保育課程裏，可利用大鼓作記號去配合遊戲的動作，這對他們瞭解聲音方面是極爲有效的。例如，聽到大鼓「ㄆㄥ」的聲音就開始賽跑、跳舞、翻跟斗、溜滑梯等等。此時，先讓他們看見大鼓，接著隔開大鼓只讓他們聽到鼓聲即可。除了大鼓外，也可用其他的樂器嘗試看看。由於一般幼稚園並非只爲一個小孩安排進度，而是希望大家一起享受快樂的團體生活、一起活動遊戲等。所以，用大鼓的方式加入保育課程裏，到底能做到什麼程度，固然值得懷疑，但儘可能以此很大的聲音配合運動的組合來做全面性的考慮吧！

除了培養小孩對傾聽態度的學習外，爲了要加強小孩的聽力，可做「猜聲音遊戲」的學習。在小孩有正確的發音之前，必須聽得懂各種聲音才行。所以用完全不同音色的樂器來猜聲音，並播放有動物叫聲的錄音帶，來讓小孩猜出動物的名稱，這些課程訓練都可納入保育工作的內容，並用擬聲語（如狗的汪汪叫或牛的哞哞叫等）使小孩容易聽得出來。

培養小孩對韻律或旋律的感覺，也是很重要的。一般來說，重聽兒對音樂的理解力較差，這是因為聽音樂的機會少，歌唱的機會也不多，而造成在音樂方面經驗的缺乏。旋律除了能培養情感外，也是說話時的表情要素之一，所以培養說話的能力是必要的。同時，我們也要讓小孩積極地做有節奏性的音樂遊戲。讓孩子多接觸樂器是件好事，可是有一點必須明白，小孩對低音的感受性比高音強烈，所以電子琴是比較容易聽得懂的樂器。

如何給予聽力障礙兒易懂的語言刺激

並非只有重聽兒而已，大部分的時候，要接近孩童時，必須以小孩眼睛的高度為原則對他們說話，且說話的速度不需特別緩慢或強調口型，按照普通的說話情況即可。如果強調口型說話，對小孩反而容易養成不良的說話習慣。自認為說話速度很快的人，當然要放緩速度才好。幼稚園的老師說話時的口齒都很清晰，所以不必有這層顧慮。

想讓小孩能說話，首先必須多給他「聽」的機會，除了要說易懂的話外，也要多說給他聽。對於小孩所做的事情，及對事物的注意力方向等均儘量給予語言化。例如：小孩完成一幅畫後，老師就靠近並對他說：「你畫了什麼？哦！是紅色的花嗎？好可愛的花啊！很喜歡這種花嗎？老師也很喜歡哦！」這些話是具體地融合了小孩畫畫時的心理及情感，再配合所畫的內容，說出來給小孩聽，這就是語言化的表現。

培養小孩每天在固定的時間說固定的話。例如：上午見面時要說「早安」，吃飯時要說「洗手」、「吃飯囉」，放學回家時要說「再見」，在家庭裏也以同樣的方式說話吧。

如何使小孩聽得懂話

當小孩對你說話時，一定要以認眞的態度去傾聽。若不懂小孩所說的內容，也可比手畫脚幫助理解。又，從來沒有投球經驗的小孩，現在向你這邊投球，而這球雖然離你稍遠，也要想辦法接住才好。你若能聽得懂小孩的話，小孩會覺得很高興，也會覺得說話是一件快樂的事。例如：小孩做完功課後說一句「我完功課了」這樣不完整的話，此時你不要非用「正確的發音」來矯正他不可，而是要一邊摸著小孩的頭，一邊說「你的功課做完了嗎？你眞是聰明的孩子」等以正確的內容回答他。小孩一開口說話就被你矯正，這樣會把小孩說話的意念打斷。這時千萬不可用「你投球投得不好」，而是要以正確的投球法投給小孩。每個小孩都是在錯誤的說話中，開始學習說話的。

在學校裏，老師要把重聽兒的情況說給班上同學聽，指導其他小孩對重聽兒說話時一定要面對他才可以。例如：「大明患有重聽，你從後面叫而怕對方聽不到時，可先用手拍拍對方的肩膀，等到對方轉過身來，再和他說話吧！」以這種方式教導班上小朋友外，小孩之間的接觸交流，也是很重要的。所以，教導班上同學千萬不要有「叫了大明幾聲，他也不回答，我們就不要和他說話」的心理，絕不可讓小孩在同學中孤立。

其他的危險情況

如果車子靠近了，而重聽兒若沒有看到車子，就沒有發覺車子已經來了，這種情況相當危險。重聽兒除了不易聽到聲音外，連音源的方向感也不清楚，這是原因之一。特別是只有一隻耳朵戴上助聽器時，幾乎是無法靠聽覺來辨認方向。所以在噪音很多的街道上，重聽兒通常無法知道音源的來向。在幼稚園裏，他如果先看著一邊方向而與其他小朋友相撞，這種情況從某個意義上來說，是一種學習如何防止危險的途徑之一，是一個體驗學習的好機會。透過相撞後痛的經驗，可間接使小孩學習到憑自己的注意力去防止危險，關於這點希望雙親能充分瞭解才好。

何謂語言發育遲滯

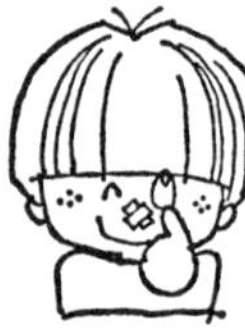

有關語言的障礙，在本章的開頭已經提過了。語言障礙分為三種：輸入異常（聽覺異常）、

輸出異常（構音異常）及語言的了解、組合、操作等的能力異常。本節要說的是語言的理解及操作的異常。至於，對幼兒的聽覺障礙、人際關係的障礙以及構音的障礙等，造成語言發育遲滯且不正常，均歸納在「語言發育遲滯」的概念裏。

語言的理解能力（語言理解）和表現能力（語言表出）彼此間有深刻的關連性。無法擁有與年齡相當的語言理解力，或語言表出遲緩，這些都是語言發育遲滯的一般性特徵。

語言的理解能力與智商的發育，亦有深刻的關係。甚至有人將「語言能力遲緩」當成「智商遲緩」看待，雖然精神發育的指數是同樣的水平，但對不會說話的孩子而言，從語言能力的側面上看來，可以說是「語言發育遲滯」了。至於和精神發育有關係的種種要素，就是情緒上的遲緩不正常及智商上的遲緩不正常。

我們對語言障礙的小孩，用分析及評估的方式指導他們，但是需從整體立場來觀察才好。診斷語言發育的遲滯，先要確認聽覺機能、發音構音機能沒有問題後，再與語言的正常發育作比較。語言的使用能力，會隨年齡的增加而複雜化，在母語環境裏學習如何明瞭遲滯像時，需先明白正常的語言發育像。語言的發育有個人差，有時遲滯的語言發育是暫時性的，在此理念下，我們先對語言的正常發育像做敍述吧。

語言的正常發育

語言的發育情況，需從語言的理解及表出兩方面作觀察。語言的理解及表出兩者間，有深刻的互動關係。由第九十九頁的語言發育評估表（表4－2），可以看出兩者之間的關係。

關於語言的理解

理解語言之前，要先對人聲，特別是母親等特定人所說的意思得理解才可以。即在理解語言之前，須先理解特定聲音的意義。人類一生下來，即進入各種聲音充斥著的世界。能夠辨別特殊的聲音，再從聲音中分辨人聲而理解人聲，這是理解語言的準備工作。

理解事物的名稱並記憶其名稱（短時間記憶，例如：爲了理解「汪汪來了」這句話，當說「來了」時，「汪汪」這句話已留在記憶內了。）且對於培養事物的理解、記憶及整理的能力是必要的。至於從文法上的關係去理解事物，也是必然的。

語言不只是聲音而已，也是一種帶有意義的聲音，這種觀念要多多培養才好。例如：當說出「再見」等話時，小孩會揮動著手向我們道再見，此時「再見」兩個字對小孩而言，才變得有意義。正常的情況下，小孩七、八個月大時，語言的理解力才開始，以後會不斷地受到周圍環境的推動，使語言能力急速增加。據說，滿周歲的小孩只會說三句話，但兩歲的小孩可說三百句，到了三歲，其說話的數量已達九百句了。

關於語言表出

小孩子會說話，需要有十二個月的準備期間。當周歲的小孩會說出類似「媽媽」的聲音後，就開始急速增加語言能力了。起初用「媽媽」這種單語說話，逐漸地也會說雙語、多語的話了；到了後來，更能正確運用文法上的語句，最終脫離嬰兒時期的語言方式而得到正確的發音會話。

嬰兒出生不久後，會發出自己哭聲以外的聲音，而嬰兒本身也會發覺並進而享受自己的聲音（喃喃自語之類的聲音）。小孩他會邊聽自己的聲音，邊讓自己的聲音產生各種變化。小孩八個月大時，經常會看到他們一個人邊說邊玩。當他發出類似「媽媽」的音時，母親會餵他食物，於是小孩將這種發音和食物連結起來，就產生「表出語言」的「媽媽音」。當小孩了解表出語言所擔任的角色功能後，他會模仿母親的說話，進而增加說話的數量了。嬰兒開始表示出自己的要求，是用一句話來表達，到了一歲半時，會用「媽媽，那邊」這種雙語的重疊表達他的意思。說話的數量也逐漸由雙語、三語的方式而愈來愈豐富。過一陣子後，又會說「爸爸，上班啦」等，這類由文體的說話方式會增加。小孩會使用「上班啦」的助詞，大概是在兩歲半左右。

醫學上的顧慮

關於語言發育遲滯在醫學上的顧慮，請參考第二章腦性障礙兒在「醫學上的顧慮」這一節。

保育目標

語言發育遲滯的小孩，不只是有語言方面的障礙而已，其多多少少都有整體發育遲滯的現象。即使會走路，也走得搖搖晃晃，跑步的速度也很慢，亦無法靈巧地使用雙手，大部分小孩都有這些現象。此外，其感覺及認知方面的發展，亦是相當緩慢的。關於這些請多參考其他相關的報導，特別是要多看智慧遲緩這類的文章報導，在這裏我們先詳細敍述有關語言發育的事。

首先，我們要明白，小孩不會說話時，代表他對基礎的語言理解能力之發育很遲緩。所以要比普通小孩給予更多的語言刺激，同時語言刺激的給予，要配合小孩個別的情況及理解能力的水準。同年齡的孩子能理解「狗」這句話的意思，但對理解力遲緩的小孩而言，要用「汪汪」的語言才能使他明白意思。因此，唸童話書時唸到「狗來了」這句話之後，再用「汪汪來了」作補充性的說明才可以，雖然很困難，也請盡力而爲，此時絕不要讓小孩知道我們是因爲他之特殊性而對他這麼做。當小孩向其他小朋友發表生活體驗之前，老師可事先打電話請教雙親有關小孩實際的生活體驗，老師也必須要明瞭小孩想說什麼。雖然小孩說話的數量很少，也儘量幫助他們將豐富的經驗予以語言化。

小孩不會將物質名稱及物質本身聯想在一起。例如：老師向大家說「把黏土拿出來吧」，小孩一聽到這句話，往往不會有立即的反應。雖然他對「黏土」這句話能理解，但是無法記憶「黏土」這個辭彙，所以要培養小孩掌握老師所說的話之能力。向普通小孩說「把蘋果拿來吧」的時候，可再複述一次「蘋果」，像這樣的複述就能提高記憶力。

利用語言遊戲來整理語言並提高記憶能力，是一件很重要的事。例如：當保育者問小孩：「動物園裏有哪些動物？」小孩子會說出「大象」、「長頸鹿」等的名稱，透過這種遊戲可幫助小孩記憶動物的名字。若讓小孩剪下動物的圖樣，自己設計動物園，更能提高對動物形象的記憶。

語言遲滯的小孩，他們的嘴很緊，必須一再地催促他們說話，他們才肯說出來。所以，讓孩子嘗試說話的快樂，及培養他們想說話的意願，是非常需要的。就如同前面所談的動物園遊戲，先把大家熟知的動物名稱保留，讓小孩試著回答，然後再給他們「又大、又長的鼻子是什麼動物？」等暗示性的言語，幫助小孩正確的回答，當小孩能回答「大象」時，即是一種滿足了。

家庭的語言環境不適當，因為經常沒有人來照顧他們、和他們說話以及聽他們說話，遇到這種情況時，得向父母們嚴正地建議：多和小孩說話，絕對是必要的保育。

保育上的問題點及對策

測估小孩的語言能力及程度

對殘障兒來說，只憑外觀就能知道其肢體障礙的程度。第一次接觸保育工作的人，在面對內在能力有障礙的小孩時，會因爲無法理解小孩的能力程度而感到迷惑、躊躇。所以，在小孩還未習慣保育者或保育環境時，不要太貿然地下結論。有很多孩子在幼稚園時的話不多，但在家裏時話卻特別多。這是因爲小孩習慣幼稚園後，而不願意多說話，此時得向小孩雙親打聽小孩在家的情形及家庭的狀況，也要調查他的聽力狀況，或看看是否因爲口吃而不願說話等。如果小孩的理解程度很好，而不肯說話時，可能是因爲環境的靜默所造成的情緒障礙而不願說話。假定有以上的問題發生時，請想辦法來處理這些個別的問題點。

大體上，我們可從圖4－2的語言發育評估表，來了解有關語言發育的程度。例如：只會說一句的話，其語言數大約是二十，所以其語言表出的發育，可說是具有一歲四、五個月的程度，這是大體上的預估，但是對於瞭解語言發育的目標很有效。

設定合適的保育目標

如果要瞭解語言的正常發育及語言障礙兒的語言發育像，則必須對以下的保育場面做通盤的瞭解。

月　齡	表　　　　　出	理　　　　　解
0	單調的哭聲	聽覺顏面反射
1	單調的聲音	對聲音有反應
2		
3	會發出「哦哦」的聲音	音源定位①
4	像母親的發音	對人聲有反應
5	會發出「嗒嗒」的喃語	
6	發出類似「爸爸媽媽」的聲音	音源定位②
7		
8	反復喃語	音源定位③
9		簡單言語的理解
10		
11	聲音模倣	知道「媽媽」這個發音的意義
12	有意義的一句話	具體物的指示
13		
15	開始懂語言的架構	知道身體的某兩處部位
18	有意義的話，二語文	會指圖片
21		
24	代名詞的使用	會指圖片
30	助詞的使用	二單語的記憶
36	時制的使用	動詞的理解
42	介係詞、介係助詞的使用	
48		抽象名詞的理解
54		
60		會接尾令
66		
72		對語文的理解

4－2　語言發育評估表

如何使小孩具備使用語言的態度，首先必須要讓他成功地使用語言，嚐到使用語言的快樂後，則小孩對說話會有滿足感。所以，只要努力去做就會成功，但同時也要考慮每個保育場面的情況。千萬不要設計難度太高的訓練課程，而使小孩做不來、放棄。例如：對不會說「早安」的小孩而言，上午和他碰面時，一定要向他說「早安」，並且要用動作打招呼。此時，也要請雙親及兄弟姊妹經常對他說「早安」。總之，在說「早安」這句話時，要儘量讓小孩理解這句話的意思。雖然小孩不會說話，也要先用動作打招呼，再用語言。

又如前述做動物園遊戲時，小孩在不感興趣下，無法從頭做到尾。此時，我們有必要去瞭解小孩眞正能做到的程度爲何，並再依此重新設定目標及課程。假定動物的名稱出現五、六次後，小孩感覺疲勞而無法集中精神時，這種情況表示小孩對課程的理解能力已到了最大限度。我國的教育課程，是針對所有同齡小孩採取單一水準的集團教育路線，所以面對個別目標的設定及教育方法，有時會感到很不習慣或無所適從。然而，班上若有智障兒時，則必須這麼做才屬理想。

所有的小孩都一樣，當他們成功地說出一句話時，我們應該給他適度的讚賞，讓他覺得說話不再是一件令人害怕的事，而是可藉此獲得滿足感。

構音障礙

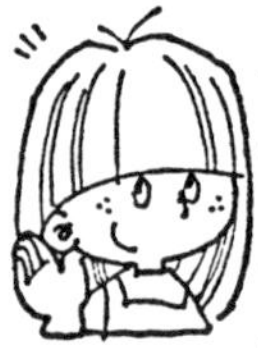

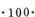

何謂構音障礙

姑且不論說話的內容，構音障礙指的是無法說出正確的聲音及不能很順暢地說出內容。例如：聲音置換、聲音的不正確、聲音的省略及聲音的插入等，均屬構音的障礙。

聲音的產生，首先是運用肺部的呼氣帶動聲帶的振動，然後將聲音導入口腔及鼻腔，最後經由唇、舌及口的傳動而發出聲音。引起構音障礙的原因有三，一是器官形態成異常所造成的（器質的構音障礙），二是形態正常，但是有痲痺的現象，使得器官的機能無法順利地發揮出來（痲痺性構音障礙），另外是器官的形態及機能大體上正常，但構音方面有異常現象（機能的構音障礙）。

器質的構音障礙之代表性病症是「狼咽」。狼咽的發生，是嬰兒在母體內時，口腔的左右會發生裂痕而在中央處癒合起來，但這種癒合並不完整，使得口腔留有裂縫。這種病症，導致語言從鼻子流洩出來，且破裂音在喉嚨聲部進行；此時，不易聽懂他們所說的話。此外，亦有舌頭肥大及舌繫帶癒著症的發生。

痲痺性構音障礙的代表性病症是腦性痲痺。因爲大腦命令所造成的混亂，使得無法創造微妙的構音，且呼吸的調整也不平順，非但不容易發出聲音，亦不能隨心所欲地創造聲音，有時幾乎完全讓人聽不懂他在說什麼。

機能的構音障礙是指形態及機能均正常，而構音異常的狀態而言，這種情況比較容易恢復正常。

一般來說，構音障礙是像口吃一樣說話不易聽懂。這種屬於基本上的韻律障礙，會反覆出現語言的拉長及阻塞情況。

醫學上的顧慮

當小孩子所說的話不易聽懂時，我們得懷疑他是否得了構音障礙症。光是靠保育人員，要做正確的判斷是很困難，因此必須依賴專門機構的診察。

大部分「狼咽」患者可能已經接受過專門醫院的治療，如果還未接受治療，一定要問他何時才要動手術，並多向醫生請教有關事項（第二章已提過）。爲了使用遮隔口腔及鼻腔用的口內儀器，一定得先和主治醫生聯繫才可以。

腦性障礙兒們共通的健康及殘障的問題，大半都已接受過專門醫院的治療及訓練。針對有構音障礙的小孩而言，也一定要確實掌握語言治療及訓練的資訊與常識，並先就醫療及訓練作密切聯繫後，保育者再決定如何做。

保育目標

有構音障礙的小孩，我們不易聽懂他所說的話，且其說話的數量又很少，因此缺乏語言表達的能力，小孩的智商能力自然也容易被看低。腦性痲痺兒多半會併發智能低的情況，所以構音障礙兒，除了語言性的智能活動外，對於動作性的活動也要多加觀察。絕不能單憑語言能力的簡單，就武斷地推測這個小孩的智商也很低。

有構音障礙的小孩，因為說話不容易被他人聽懂，所以經常被周圍人指正其「發音要正確」。例如：將「ㄎ」音唸成其他的怪音，母親若經常注意他的錯誤發音的話，會造成當小孩發「ㄎ」音時，就停下來不說話，最後慢慢變得不愛說話等糟糕的後果。如果這種情況不斷出現時，除了會增加其構音障礙外，情緒也會變得不安。所以，即使小孩所說的話，其發音很難聽或不易懂，也要讓他把話說出來才好。

要使小孩能輕鬆地說話，就必須用溫暖、包容的態度對待他，尤其要耐心地聽完小孩說話，這些都非常重要。可是當小孩很活潑地對你說話，而你並不能理解，部分裝出知道的表情時，多半會被小孩看穿，這樣就會影響小孩對說話本身的意義。坦白說，保育者本身也是人，自然也有聽不懂而焦躁的情況出現，所以保育者要多掌握小孩發音的性質，以期聽懂更多的話。

發音時，將「ㄕ」唸成「ㄙ」音，「老師，花開著呢」唸成「老司，花開走呢」，這是比較容易聽得懂的情況，但實際上有更多不易聽懂的情況。所以當小孩說話時，不要光憑聲音判斷，要多體會其眼神的動態、臉的表情及手勢等，甚至可將小孩的聲音錄起來，下班後回家聽，以便能掌握小孩發音的性質。身爲保育人員，這點不能不做到啊！

總之，我們要讓小孩覺得和你交談比和其他人交談更爲愉快。身爲老師的人，更要經常告訴班上的其他孩子：「某某小孩因爲生病所以不能把話說得很好」等，建立一種共識與理解，同時要多留意構音障礙兒的人際關係。只要能確實遵守前面所提的保育方式，那麼小孩的聽力一定會有進步。

此外，不要讓小孩在面對說話時，內心感到害怕與害羞，儘可能營造出讓他能積極說話的氣氛。如此一來，小孩能聽到小朋友及老師所說的話，其訂正自己發音的自然條件亦能成立了。然而，小孩對於本身語言障礙的自覺力很小，同時聽到別人的正確發音後，想去模倣的機會也很少。所以要讓小孩仔細地聽自己的聲音，並與他人的聲音作比較，我們應儘量使小孩的注意力集中在這方面才好。同時，也必須做耳朵的訓練，才能正確地聽及正確地發音。至於在一般會話中，則儘量用正確的發音來回答小孩所說的話。有時，亦可採用個別的「強迫說話課程」，和小孩建立愉快的交談。

構音障礙和我們學習英文的發音是一樣的。每當用英文交談時，有人會說「你的發音不正確、「這麼說才對」等這一類的話時，通常會使人不想再說英語了。同樣的情況，當我們聽小孩說話時雖有少許聽不懂，但小孩最喜歡的是能靜靜聆聽他說話的人，而不是在他說話時，經常打斷他的人。例如：有位長久居住在日本的外國人，對於日本人英語發音的不正確有相當的了解，更讓人意外的是這位外國人居然聽得懂日本人所說的英文。由此可知，正確的聆聽與正確的發音之間的連帶關係了吧！

有構音障礙的孩子們，對於構音障礙（無法自由自在發音說話）這種本質上的問題，會出現以上所說的情況，而且保育界對這些問題的處理，應該是覺得簡單、可以辦得到的。

保育上的問題點及對策

改善構音的方法

如果保育人員有充分的熱誠想要改善構音本身的問題時，首先應請教小孩的專科診療醫師，因爲每個小孩構音障礙的性質與程度均不一樣，而小孩的構音訓練比我們矯正英語發音需要更多的耐心，且要明白矯正後能隨時獲得滿意改善的情況很少。所以要多費心於課程的安排，亦不可忽視小孩些微的進步。當小孩有進步時，別忘記一定要讚賞他，這些顧慮都是必要的。

請參考以下改善構音的例子。

我們要知道，當發「ㄎ」音時，要使聲音能在文章或單語中使用。為了順利發音，亦可利用口部的運動，來使聲音順利地發出來。例如：漱口時，口的結構和發「ㄎ」音時的口型相似，而舌頭頂住上顎的口型與發「ㄊ」音是一樣的。至於寒冷時，把氣息吹在手上時的聲音與「ㄏ」音相近，利用這種方式的練習可改善構音不良的情況。同時要有耐心地聽小孩的發音與正確發音的差別，才能達到改善的目的。

口吃的對策

幼兒期有口吃習慣的小孩是很常見的。根據統計，百分之十五的小孩有口吃的現象。一般來說，這種口吃會自然消失，由於此病還未有固定的意義，所以被稱為「一次性口吃」。患有口吃的小孩，由於意識到旁人的注意，所以說話時會因過度緊張而逐漸成為「二次性口吃」，即成為眞正的口吃。

所以當一次性口吃還未固定出現時，保育者及雙親平日對待小孩口吃的策略，就變得更為重要了。所幸，口吃是小孩發育過程中的必然現象，只要多留意、照顧，就不會演變成眞正的口吃。

口吃的發生原因，大體上被認為是小孩的心理受壓迫所造成的，因此要多留意那些不願在他人面前說話或說話時容易緊張的小孩，有必要協助他們避開過度的緊張。如果小孩的口吃現象，能得到心理的援助，則口吃的情況會減輕。雖然，我們已經做了很多語言治療的種種改善與嘗試，但很遺憾地，至今還未發現十分有效的治療法。

飲食指導（以口為中心的飲食指導）

吃東西時，若口腔的運作情形並不好，則容易引起「嗆到而吐出來」的麻煩問題。腦性麻痺的小孩中，因爲口腔運作的情況很不好，所以造成吃東西很辛苦。如果不是很嚴重時，對於改善構音也有間接的效果。在這裏，我們要指導小孩的口腔運作。這個方法的重點是，吃東西時「利用嘴唇把食物移入口中」、「利用舌頭將食物捲進口內後，再轉動」、「利用臼齒充分咀嚼食物」、「利用杯子將飲料送入口中」及「正確地飲用食物及飲料」等方式。基本上，小孩吃東西時，姿勢與食物內容需相互配合（圖4—3・4）。

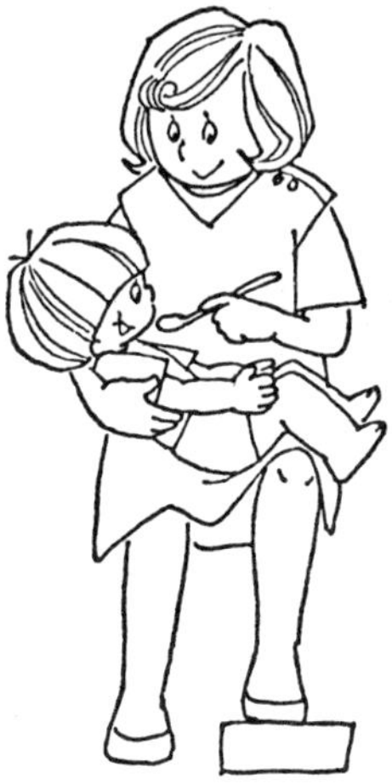

圖4－3　抱著重度兒吃東西時的姿勢。

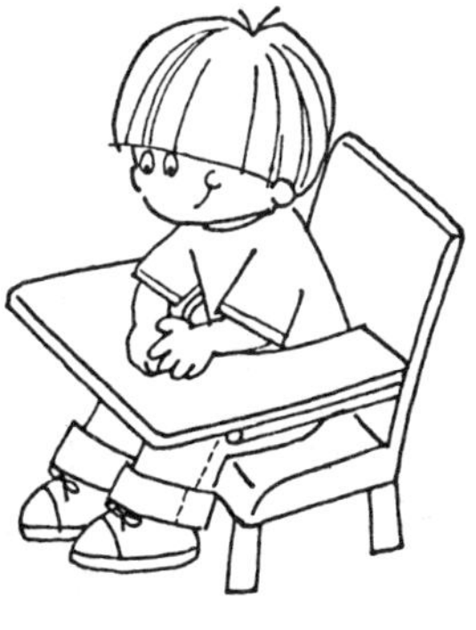

圖4－4　坐在椅子上吃東西的姿勢。

基本上來說，飲食的姿勢要將身體挺直，並稍微向前傾斜，兩手向前伸出，頭部也要前傾一點。我們經常會看到小孩仰臥吃東西的情形或稍微抬頭吃東西，這種姿勢容易使食物進入氣管而引起肺炎，同時口腔運作的情況也會變得不容易。

參考圖4—5，使用金屬做的長柄湯匙，將湯匙擺放在比小孩口部高度較低的位置，然後再伸進口中，把湯匙貼在舌頭中央處，此時再輕輕地用湯匙底部壓著舌面，以幫助小孩閉起嘴巴。當小孩反射性地咬住湯匙而不讓其拿開時，則可用湯匙壓著舌頭深處，小孩的口就會自然地張開了。

嘴無法閉合的小孩，吃東西時儘量不要讓食物磨擦上顎才好，如果食物留在上顎的話，會妨礙舌頭的正確使用功能。如圖4—6，幫助者用手指輕輕按著小孩左側臉頰，使嘴能閉合，再用手指直接將食物送入口裏。由於舌頭運作不好的小孩易將食物推出來，此時就要把食物放在舌中

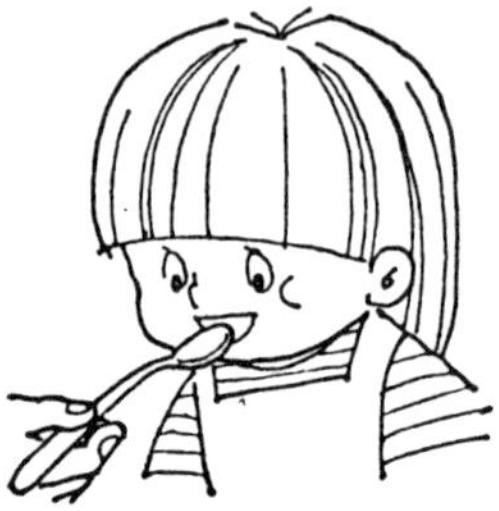

圖4—5　吃東西時，幫助者所應採用的方式。

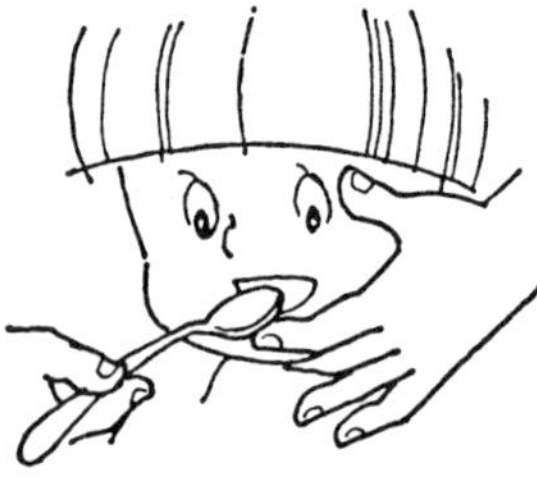

圖4—6　使嘴能閉合，再用手指將食物送進口裏。

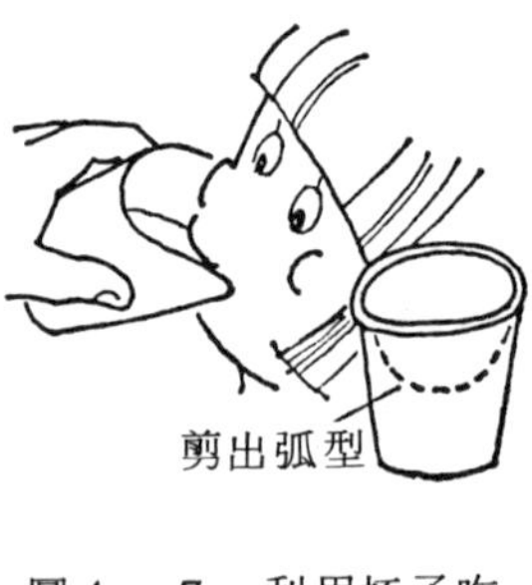

圖4—7　利用杯子吃東西。

央處，才能避免其將食物吐出來。舌頭的移動運動及臼齒旋轉的上下運動，是一種連帶性動作。一般來說，嬰兒出生後六～七個月即開始做這種食物的咀嚼運動。對於無法將食物咬碎的小孩，在吃東西時，應把食物切成一公分大小，或吃一些煮得很爛、很容易入口的食物。

訓練小孩飲食時，千萬不可讓小孩的頭往後仰。如果，像圖4－7般的利用杯子吃東西，則可不讓頭往後仰。此時，不要一次給多量的食物，並用稍微小一點的杯子，在杯緣處向下剪出弧型，然後將杯子貼在下嘴唇上面，輕輕壓著嘴唇，再將杯內食物送入口裏，這種方式能使嘴巴閉合而正確地飲食。一般來說，幼兒期的食物要清淡才好。味道濃烈的斷奶品會造成小孩的偏食，太多碳酸物及糖份多的食物會增加小孩流口水的數量，所以喝茶水比較好。

一般幼兒六個月大時，要「吸著喝」牛奶，以後再慢慢改爲「咀嚼後喝」牛奶的型態。若一直使用奶瓶喝牛奶或是持續吃柔軟的食物，則小孩的咀嚼發育會遲緩；而到了該用咀嚼方式吃東西時，亦不容易適應良好，故儘早不要使用奶瓶，且多吃固體食物才好。

第五章　對智障兒的理解與保育

什麼是智障

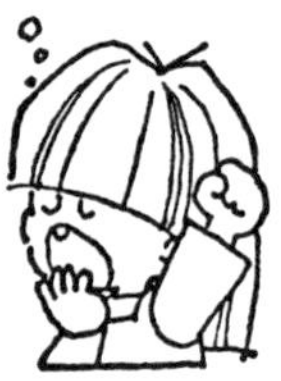

近年來，「精神呆滯」（即智障）這個名詞已逐漸取代「精神薄弱」之稱謂了。這是因爲兩者所持概念並不盡相同的關係。

簡單區分之，則精神薄弱係指「腦部永久障礙且智能低」。基於病理所得，其思考處於缺陷狀態。相反地，精神呆滯可謂是「目前智能活動相當緩慢」，將重點擺在目前的狀態之下的想法，所以具有治療教育可能性之暗示。近年來，已有將智障兒隔離而施以治療教育的這種想法產生，認爲可使其適當伸展。故精神呆滯（智障）這個名詞之所以被廣泛使用，正因兩者秉持之觀念不同所致。

所謂「智障」，其發生原因多在胎兒期或嬰兒期，而且不只是「智能不足」而已，還包括「社會適應性障礙」。因此，長大後變成癡呆者，雖智商稍微不足卻是能適應社會生活的人，故不能稱爲「智障兒」。

智障的原因及分類

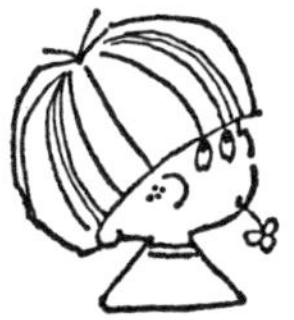

從以上所說可知，智障即表示一種狀態而言。當然，其產生的原因相當多，而由於因素不同，在學術研究上亦加以分類。

目前，最常被使用的分類可分爲生理及病理兩種，而病理型又有遺傳病理性與腦損傷性之分。

生理型

每個人都具有其特質，以身高爲例，高低自有不同。同理，智能中間是最高的分佈曲線，若智能指數以七十爲標點，在理論上約佔全人口的二·二七%。

不過，有的人因腦部有缺陷或損傷，抑或具明顯的病理學異常，則不包括在內。所以，「生理型」的智能其實並不很低，而且不帶腦障礙、痙攣及其他複雜問題，可說是屬「單純型」。

病理型

其發生原因係染色體組合異常，在胎兒期、出生之時及嬰兒期，受病毒感染導致腦障礙。這些人多半障礙情況相當嚴重，同時伴有運動痲痺、痙攣、眼或耳有問題，所以不能單純地和智障者歸屬同類。

病理型比起生理型，雖然人數少之又少，但在治療上卻相當棘手。此類智障兒多半是「蒙古症」、「小頭症」及其他較少聽到的病名。對於每個病名不但要有概念，而且在照顧這些智障兒前，需先研讀有關醫療書籍。在此，將針對「蒙古症」略述如下。

「蒙古症」係屬病理型的智障，因染色體數量異常所致。人類染色體通常有二十三對，也就是四十六個，但是病者在二十三對染色體中多出一個，因此引起身體上的機能障礙。此病例約七百人中有一人，除了智障外，亦有心臟畸形、白血病、呼吸道感染症、代謝障礙等不少療育上的問題。此外，還加上肌肉無力、軟化而無法支撐體重等等。近年來，有關單位正著手嘗試從零歲開始進行療育。

醫學上的顧慮

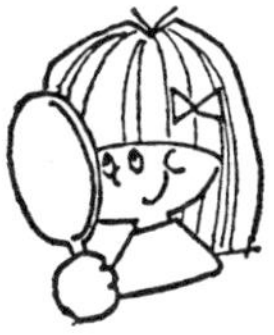

首先，需接受正確的檢查及診療，同時從醫學上來看，「智障」狀態的小孩究竟有何異常之處，這點亦需先明瞭才行。

例如癲癇症持續不斷時，智障狀態會更爲惡化。又假定視力有明顯衰退之現象，即應正確配戴眼鏡，勿使視力每況愈下，而更深切影響到智能的發展。事實上，對於智障兒而言，應充分檢查，並及時施予診療，絕不可拖延，務使其儘量正常發展，這種觀念及基礎應先建立。倘若每部分都能獲得改善，那麼必定有助於智障的療育。

不過，遺憾之處在於瞭解智障或可予診療的專門機構却是少之又少。所以，當急之務，應請專門醫生檢查及治療，項目包括腦波檢查在內的小兒科診療，以及加強官能與四肢等之健全檢視。

另外，附帶一提的是健康乃一切發育之基礎，所以本書第二章有關健康之部分，盼能細讀瞭解，以奠立強健之體魄。當然，除了家長要注意外，幼稚園及托兒所亦需協助配合才行。

智障本身雖並不全然是醫學上的問題，但有關教育發展方面，幼稚園也僅能有某些程度的了解而已。從園方的指導為出發點，至少需請心理臨床醫生和智障兒談話，並做詳細評估，以期了解病童之智障程度。當園方已建立資料後仍需定期接受診療，將智障兒的變化做客觀的觀察，以作為指導上的建議及參考。

此時，請勿單憑智商指數施予教育，而應該詳閱內容。因小孩子所具有的種種能力並非同等發展，例如：有的在性情或人格方面，雖和生活、年齡相近，但在學習方面卻極為自卑，倘若沒有注意到這點，那麼只會加深其劣質感。此外，能力也包括了語言及動作。當語言方面較差，而動作能力高，一般說來，其全身能力亦會被視為不佳。由於這種情況相當普遍，千萬不可因其智商指數底，而否認其所有能力。

感覺和運動的發展

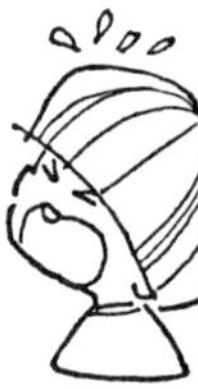

智障兒本身除了智能上不如人外，在健康、生活、語言、情緒及社會方面，亦會帶來種種問題。另一方面，因運動、感覺方面遲鈍導致心理不平衡，這並非智商本身的問題，而是整體上仍屬低迷階段的水準，並且沒有充分經驗而已。因此，其感覺及運動經驗的學習頗受重視，這種經驗學習已被歸納作為研究。所以，智障兒們正如前述，不只是對高層次的精神活動有問題而已；

從現象上來說，其運動及感覺也極爲遲鈍，有時亦會鬧情緒。有鑑於此，將此方面的學習作爲基礎教育，也極爲重要。另外，正常兒童在與外界接觸所經驗的感覺是何種情況呢？在此簡述如左。

舉凡翻、爬、坐等等身體上的大運動，我們稱之爲「大肌肉運動」。出生後的第一次經驗，因受重力影響，好似被地板吸引一般，身體任何部分都無法抬起。出生後三個月時，在伏臥情況之下，可以手肘將身體支撐而起，亦可抬起頭部或胸部，這種姿勢已難不倒他們，也是他們出生後最有意義的姿勢。從此以後，逐步發展到翻身（六個月）、坐著（八個月）、爬（十個月），乃至學會走路。至於運動的發展正如前述，其中一種是不論重力可使身體抬起（抗重力），另一種是手脚只會無秩序地揮舞的運動，逐漸會劃分（即學會很多種類）、協調，而形成可順利運動的過程。

不過上面所提到的這些運動，並非單獨發展。例如：手脚的運動，是指這些手脚上的關節、肌肉及以前已有的感覺（在此亦可稱爲運動感覺），其所代表的意義係指每次動的時候，會將此訊息傳送到大腦，大腦則根據訊息做運動計劃或是修正指令。運動即憑此感覺去發展，同時感覺亦受運動刺激而發達起來。

將身體從地板上支撐而起時，會保持一定的姿勢，而究竟身體對於空間會呈何種情況，這點應先予瞭解。例如：將一個出生五個月的嬰兒斜抱在空中，嬰兒會挺起身體，而讓頭部保持垂直。另外，一個坐著的嬰兒，看來身體似乎要向前傾，但會將手貼在地上支撐，使身體不至跌倒。再將正常（八個月大）的嬰兒抱起來在空中，使其頭部朝向地面掉落（大人當然會用雙手抱住），孩子的手會立刻向地面伸展，似乎在防止掉落的危險。諸如此類，當在空間移動時，將此方面的感覺訊息傳送至腦部，稱爲「前庭感覺」，這種感覺相當地重要。因爲嬰兒喜歡那種「好高好高」及「不斷轉動」的感覺，故稍微長大些，會喜歡爬到高處或坐在鞦韆上快樂轉動，類似這種前庭器官上的刺激，會短暫持續下去。

從系統之發展性來看，無論人類或動物，前庭器官便佔了極重要的功用，所以不難想像，在幼兒期的感覺運動經驗中，此系統扮演著極重要的角色。而大肌肉運動、運動感覺連結前庭感覺，亦成爲一種感覺運動系統而發展。

一般提到運動發展，立刻聯想到前面所說到的大肌肉運動系統，然而另有個佔重要地位的運動系統，就是小肌肉運動。

這就是指手的發展，在大肌肉發展之前，出生六個月的嬰兒，已能伸手抓東西，也就是已完成抓、握等基本運動。而手的這種運動和認知系統發展，有相當深刻的關係，而且相當重要。

對剛出生一個月左右的嬰兒，手對他而言也許並無任何存在的意義。然而，當正在動的手碰巧和嘴巴接觸到（先行發達的黏膜感覺器官）以後，口對於手展開一連串的探詢作業，如「這是什麼東西呢？」等。當眼睛偶然看到揮動的手時，眼睛可能也會產生問號——「這東西是什麼呢？」然後也跟著加入探索行列。當雙手不經意相互接觸時，左手對右手、右手對左手也開始探索作業，因此當嬰兒在身體中間讓兩隻手接觸後，會持續觀察而放入口中、再抽出來看，連續這些動作。在此時期（出生三個月），對於手的存在，從「探索」到「認知」，再逐漸轉移對外界的好奇而不斷觸摸下去。

在此時期，另有革命性的新發現，那就是「手到底是什麼東西？」爲了這問題，經過口的感覺、眼的感覺、被觸摸的手觸覺，再加上以前已有的感覺及訊息集合在一起；到了這裏，各種感覺器官所送出的訊息也會成爲一體而被整合起來，產生這種認知——「原來手是這類的東西」。從此以後，不但從口、眼可得到訊息援助，手也因成爲外界探索器官而開始發揮功能，而嬰兒就可利用此情報收集活動爲武器，積極地向外界探索（屬於視覺、聽覺等遠隔接受器，這對嬰兒而言，均屬被動的情報器官，並不帶積極的探索行動，這點需注意）。從此以後，嬰兒會摸摸自己的身體，認清自己的存在，以手抓、接觸玩具，甚至舔舔「這是什麼」，這種作業將盎然地持續着。

到了六個月大時，又會有一段飛躍時期。到了此時期，嬰兒的自我探索轉移到脚趾上，會抓自己的脚、觸摸、觀察，甚至放進嘴裏舔，認眞地進行對自己的脚之確認作業。此時，大體說來，已完成對自己身體的探索。也就在這時候，已能順利地翻身，其對外界的探索活動，從手可活動的範圍擴大至身體可移動的部分（轉變探索活動的大肌肉運動）。另一方面，可以雙手交互拿握東西，對於手觸覺所做的物體認知，亦能更加正確。

接下來，嬰兒能以眼睛朝向所要認清的目標，並判斷此目標的空間距離，正確地將手伸過去。另一方面，對於手抓物的大小、形狀、重量、材質等等，亦能以手和口的感覺（眼睛亦可作為輔助）予以確認。

一歲後，能站立、走路時，其探索範圍擴展更為迅速寬廣，且對於情報的收集力量從原來的手和口，逐漸轉移到視覺觀察上。同時，原是主角地位的口腔感覺，對物體確認的作業會停止，手亦因眼睛看不清或接觸但不了解的東西而變成輔助的地位。不過，在初期的感覺運動經驗中，對外界的環境，手的運動經驗比視覺先送出訊息，雖然這些訊息並未清楚意識到，但會變成種種記憶而成為認知的基礎，這點亦有先行了解的必要。

保育目標

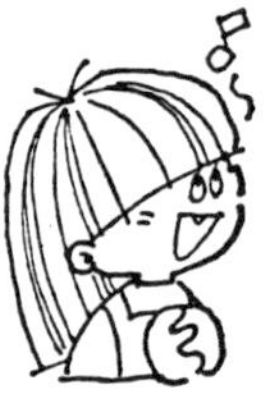

獨立自主及適應社會環境

基本上要了解的是，對「智障兒」的關心不要侷限在智商及學習方面，這種觀念萬萬不可存，否則其父母極易傷心與失望。

若希望智障兒能正確又順利地發展，從醫學之觀點來看，首先應奠立健康的身體，其次是培養其感覺與運動，以期學習獨立自主及適應社會環境。假定幼兒已能唸出數字，但其數字概念基本上是依據量的概念而來，而且在瞭解多和少等量的概念之前，應先學會輕、重等這種感覺運動。

學習獨立自主和適應社會環境，確實相當重要。不但對普通正常孩子而言已不可輕忽，何況是針對智障兒，更應有計劃地加以指導。由於智障兒的學習能力比普通孩子更爲遲鈍、緩慢，所以應該逐一仔細、確實地指導，如此愼重的態度極需具備。

曾聽過有些保育員這麼歎息：「想不到我那麼用心指導，他却沒什麼改變！」首先，這位保育員忽略智障兒本身的智商較差，所以無法那麼簡單即可輕易指導改變，而且極可能智障兒在細微處已開始有所突破，但保育員並未注意觀察到所致。

像這樣的例子，保育員宜先行明瞭智障兒和正常兒之間的差距點所在，而將指導目標及步調的設定縮小，如此才不會氣餒。

所謂獨立自主，也就是基本生活習慣的確立，對智障兒而言，此意義非凡。試想，當智障兒在學凡如厠、飲食等方面都不必借助他人之手，對父母而言，減輕不少重擔。不過，在訓練其自立的過程中，需耗費許多時間與精力，而且成效亦需視情況而循序漸進。爲了使孩子不致混亂與不適，盼望托兒所和家庭能相互協調溝通爲佳。

對孩子而言，獨立自主意味着從依賴他人轉變爲自立。其眞正目的在於建立自信心的基礎。此中，自己吃東西就是獨立的第一步，這對普通孩子及智障兒而言都是一樣的。不過智障兒對基本生活習慣的學習，比起前者要遲鈍緩慢許多，學習自立的過程也較長，且不易培養。同時，家長所投下的時間與心力也特別多；因此，若缺乏耐心，極可能破壞了孩童之學習環境。如此一來，則需在園方、托兒所借助專家指導使其確立習慣。

一旦建立起基本習慣後，漸漸地即可適應社會環境。例如：規定起床時間、上學時間、午餐時間、和小朋友戶外活動時間、輪流玩盪鞦韆、安靜聽老師講話……等等，諸如此類，絕不可因對方是智障兒就放鬆或特別通融，此舉一來爲了使其能遵守規則，二來亦可促使與兒童之間自由交流，而發揮有效的功能。倘若其不能遵守規則，而大人又縱容時，那麼孩子在團體中不但無法學習更多，同時也難以和其他孩子自由交往。

總之，設定孩子獨立自主與適應社會環境這兩個目標，並不全是智障兒的專利。不過，要顧慮到的是所耗費的時間與心力要更多，並且以小步調方式教導，同時父母親也彼此應力求協助。

感覺運動的學習

除了前文所述之目標外，在此要探討另一個目標——感覺運動的學習。

以皮亞傑的發展理論來說，他認爲孩子要經過好幾種發展階段後，才會進入感覺運動期。在出生後兩年間，孩子的活動是根據感覺及運動等原始階段而來。對此時期的孩子而言，只是單純以眼睛看、耳朵聽及手觸摸爲活動對象。一歲半的嬰幼兒就會玩「模仿遊戲」和「捉迷藏」的遊戲。此階段之幼兒心靈也會擁有影像，於是進入前操作階段。智商逐漸憑藉著語言的操作而朝向理論系統的變化，然後由具體操作期（六歲以後）到形式操作期（十二歲以後），再逐漸接近大人的思想。

智障兒在此發展過程中，多半仍停留在感覺運動期，就算玩沙、戲水，亦不會變化出任何跡象。例如：設定以沙作球體活動時，智障兒仍停留在抓沙投擲、觸摸等感覺運動學習的遊戲而已，雖然也常常推身體或轉動身體。

面對這些感覺遊戲或是轉動身體等行爲，不需抱以異樣眼光，不妨輕鬆地認爲他在尋找他所需要的刺激即可。倘若當面禁止或強迫其要和其他小朋友具同樣之水準或動作時，等於剝奪他的學習機會。至於感覺運動的學習，將於後章詳細說明。

保育上的問題點及對策

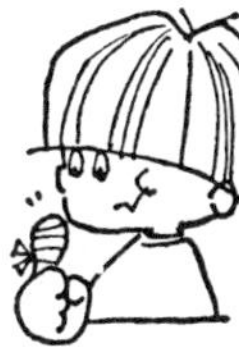

建立了基本的生活習慣後，有關感覺運動的學習，以後再詳述，在此將探討有關保育上的問題點。

如何與智障兒交談

說話不只是傳達思想的一種手段，同時也是智能、思考及行動控制的重要手段。而智障兒對於語言的學習相當緩慢，即使能以語言溝通，其所能表達的辭句也不多；所以，智障兒本身不易集中精神聽別人講話，因而和他們說話時，有幾點需顧慮到。

首先，不論是提示也好、說明也好，務必反覆再三。由於其注意力不易集中，所以光說一次還不夠，而且也能防範誤解內容。所以，不妨先叫喚他的名字，做為預備信號，當他注意力轉移到你這邊後，再對他說話，倘若說一次仍不懂時，就必須一再反覆說明。

對智障兒需以肯定句代替否定句。例如：「不要做……」、「不可以做……」，不如改成「要做……」、「先做……」。當你指示智障兒「不可以玩水」時，偏偏他就放開手去玩，這並非其有意惡作劇，而是因為「不可以」這三個字非但不能抑制其行動，反會造成他接觸行動的開始，有些學者如是認為。

和智障兒講話時，句子要短。例如：「戴好帽子後，揹起書包坐在椅子上，然後說再見。」

當你這麼吩咐時，不但對方無法會意，且易混亂，不如先喚他的名字「小華，把帽子戴起來」「嗯，戴得眞好，現在把書包揹起來。」每說一句話，幼兒便有一個實際的動作。如果智障兒對此說法已能配合行動時，才可改成這樣「小華，把帽子戴好，揹上書包。」一句話中包括兩個行動。

至於有關語言的問題，請參考第四章的說明。

保育效果不易達成時

前面已說過，替智障兒所設定的目標不可步調過大，而應以可能達到的小步調爲佳。同時，對孩子的能力評價也不可過於誇大。倘若已努力嘗試卻毫無效果時，不妨參考以下幾個問題的處理辦法。

幼稚園、托兒所與家庭間的指導是否一致？

談到獨立自主，首要條件是幼稚園、托兒所與家庭間的指導必須一致。因此，幼稚園、托兒所需先和家長溝通，以便設定目標，並擬共通指導順序。因爲，與其保育人員先做決定，再請求家長配合，還不如在設定目標之同時，也加入家長的意見，如此才能提高家長合作的意願。

至於具體的照顧方法，在剛起步之時，不妨邀請母親到園裏參觀，同時也請她實際指導，並親自學習照顧方法。萬一園方或家庭雙方管教的原則不一，那麼孩子一定會偷懶，或不願做較困難的動作。所以，當家長無法信任保育效果時，不妨先行反省，再予查證即可明白。

從自發式步驟開始合適嗎？

這是第二個要重新檢討的問題。設定一個目標後，接下來就要分成若干步驟著手進行。但最初設定的步驟適合從「自發的階段」（孩子已達到的步驟）開始嗎？

假設是「要他儘量少離席」這樣的目標，那麼可用某些方法慢慢地拉長其坐席時間。除此方法外，亦可逐漸縮小孩子所在地的範圍。要孩子受到提示後，能在椅上多坐一會兒，似乎第一種方法較理想。不過對於到運動場走動的孩子而言，如何從在運動場上、在屋子裏、在椅子附近、坐在自己椅子上，如此逐步縮小範圍，則以第二種方法爲佳。

其步驟是當孩子從戶外碰巧進入屋內時，立即給予誇獎；當在屋內時間變長且在椅子附近時，也要適時給予鼓勵。以這方式發現，當孩子四處走動後坐在椅子上受誇讚的效果，要比進入室內受誇的效果更大，如此一來可快速向下一個步驟進展。相反地，對原本可短暫地坐在椅子上的孩子，倘若強制他進入屋內，這種方式反非明智之舉。

總之，一開始便從孩子現階段狀態著手進行，是最正確的方式，且對孩子而言，也是令他安心又可接受的設定方法。

所借助的方法和提示是否適當？

第三個問題是有關所借助的方法和提示對孩子是否適合？剛開始在要求孩子行動時，要做許多提示，而這些提示應使其確實明白。不過在提示之前，應先檢討一下自己——說話是否簡明易懂？所指示之事在動作上是否有明顯表示？在示範給孩子看的動作過程上是否仔細（與其以語言提示孩子，不如以動作提示較易理解）？借助部分和孩子本身需做的部分是否有明顯區分？是否同時給予許多指示動作？

例如：在教導孩子換穿衣服時，爲使其分辨前面及背面，不妨附上孩子眼睛可分辨的記號（如乾燥花或刺綉等）或線索。絕不要告訴孩子「有口袋的在前面，沒口袋的是背面」，因爲要孩子做這樣的判斷是相當困難的。

目標是否明確

第四是從完成前的一步開始著手。

現在設定一個目標——讓孩子自己穿上衣。首先將此目標分爲若干步驟，將此小步驟逐漸完成後才算目標達成。

步驟進行時，與其從第一步開始，還不如從最後一步著手。對孩子而言，目標要明確，同時讓他看到已完成形態時，據說這樣的學習效果不但快速且確實。所以，假定目標是穿襪子，與其從第一步驟指導起，還不如為孩子穿上襪子後，再解說方法。

反覆練習

第五個也是讓孩子嫌煩的反覆操作。

智障兒由於注意力不易集中，所以對於事物的理解力及記憶力都很差，所以對一件事情不妨反覆數次較有效果。例如：母親教孩子唱歌，當孩子對這首歌開始有些許印象、且興趣濃厚時，你却又轉移到另一首歌，如此要教會小孩實在不容易，所以要反覆使用教材才可。

出現異常行動時

由於智障兒的情緒經常不穩定，所以極易引起異常行為。例如：漫無目的地徘徊、走動、不和同伴玩、情感易變、脾氣暴躁、自我傷害（以自己的手傷害自己的身體）、傷害他人（傷害別人的身體）等令人擔心的行為出現。所幸，並非所有智障兒都會有後二者的行為。

安定情緒為首要

要穩定其情緒最好的方式，就是讓他做自己喜歡做的事。雖然情緒不安定的原因有很多，但大體說來，均是自我的欲求不滿所致；但也不能就因此任其爲所欲爲，祇不過在其剛入某個環境（如：幼稚園）一個月期間，不妨先讓他自由活動。

此時應尊重孩子的自發性，除了危險情況外，儘量勿加限制，則孩子可透過「玩」而安定情緒。至於孩子玩的形態和空間有多大，恰可反映孩子內心世界的寬廣度，也可看出其自我及創意表現。所以對保育人員而言，孩子自由玩樂時，正是提供一個難得的觀察機會。雖然智障兒會比其他孩子安定的時間較慢，不過只要了解其自由範圍，然後逐漸地縮小，並適時加入可達成目標的課程，那麼孩子會逐漸在園內得到滿足並情緒安定，而適應園內的生活。

分析異常行為的原因

對於孩子自我傷害或傷害他人的異常行爲，都應正視，並找出理由且分析其原因，此爲首要重點。

自我傷害是因欲求不滿導致的攻擊行爲，這種傷害自身的可能性極高，也有人解釋此行爲是藉刺激自己而得到安定的一種自我刺激行爲。

當欲求受阻時，對阻礙欲求的這層障礙採取攻擊，而此攻擊目標不在他人，例如：以自己的頭撞地或用力咬自己手指等等，自我傷害正是智障兒的特徵之一。遇此情況，有必要教他們尋求解決方法。不過，要注意的是，倘若強迫智障兒面對牆壁攻擊，他反而會向你攻打抗議，這是正常現象。

如果孩子的欲求無法實現，想辦法轉移注意力也不失爲一個很好的方法。另外，孩子咬手指的行爲若不嚴重，不需特別管他（這就是中性強化法——既不處罰，也不獎賞），此行爲自然會消失。

有的孩子以自我傷害爲樂，這可能是因頭腦閉鎖不會向其他方向發展而長久持續所致。此時應務必轉移其注意力。例如，孩子開始咬自己手指頭時，父母或保育人員也要跟著咬他的手指，由一個人的動作發展出兩個人的動作。當孩子打自己的頭時，大人也可以跟著打他的頭，這就是兩人的行動，儘可能當孩子這麼做時，大人也跟著做。

也許因皮膚感覺尚未充分體驗過，就已成長，因而強烈興起此刺激念頭所致。此時不妨利用乾毛巾、刷子在其皮膚上摩擦，以加強其皮膚刺激，這種做法亦可嘗試。

至於傷害他人就是讓他人受傷、對他人展開攻擊行動，這雖是令人擔心的問題，却極少發生。當然有時可能因個人感情善變，而突然推倒其他孩子。一般說來，智障兒和其他孩子交往進度緩慢，而且身體較差，所以易以推倒他人的方式來表示干涉，祇不過這種情形少之又少。

這種情形也可能係因想和對方做朋友的一種表現方式，可是却極易被誤解爲攻擊行爲。曾經有過個例，一個小學六年級的智障女學生突然緊抱一個一年級的女生，對方被這突如其來的舉動嚇得放聲大哭；此時，老師看了就親切地對那個小女孩說：「姐姐不是欺負妳，是因爲妳很可愛，她很喜歡妳。」從此以後，這兩個小女孩竟然成爲好朋友。

諸如此類，乍看似攻擊的行爲，其實不然，故保育人員應仔細觀察。若孩子無意時，應替他向對方說明眞意，倘若行爲確實有異，就需加以斥責。

當然囉，如果找不出任何理由，却嚴重地傷害他人時，則最好還是求助醫生爲佳。

培養基本的生活習慣

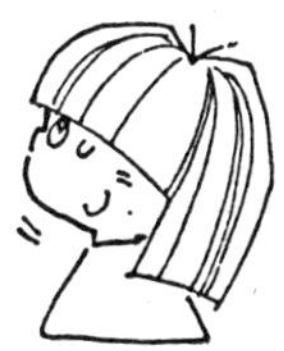

飲食

單是這方面的訓練就有許多種。

首先，先訓練孩子辨認空腹和飽腹感。特別是智商極低的孩子，方式是針對體內、體外雙管齊下，以強烈刺激方式，使其感受到強弱刺激而緊記不忘。不過隨著社會型態的改變，連正常孩子也不定食、定量，因此也可以此方法訓練正常的孩子。

其次是矯正孩子偏食的習慣。不管任何家庭都應極力進行。對於孩子不肯沾口的食物，剛開始時不妨以較少的比例摻在其他食物中，以後逐漸增加。以這種方式矯正孩子的偏食習慣，相當容易。特別是自閉性嚴重的孩子，不但偏食，同時頑固至極，頗令父母傷透腦筋。

對這種孩子雖目前並無特別好的方式，但矯正成功的例子亦不少，其中不乏利用學校的營養午餐而獲改善，可見學校裏供應的食物，極可能是矯正的開端。另外，父母所採取的管教方式也很重要。大部分時間，父親並不協助，而由母親全權處理，於是拖拖拉拉，最後只好半途而廢。據筆者所知，有一個十一歲的自閉兒，因父親認眞地參與，夫妻雙方管理一致，於是順利地矯正孩子偏食的習慣。

孩子的偏食原因很多，也可能是因味覺所引起的異常反應。例如：有一個孩子非常拒絕咖哩飯，經查明原委，乃因其酸辣味過強而排斥。如此只需注意口味勿過重，往往孩子的偏食問題立即迎刃而解。

注意食物的味道、溫度、顏色變化等，亦有助於改善偏食習慣，也可以先從孩子最喜歡的食物開始餵食，然後再擴大範圍。

最後一項是飲食內容。食物有軟硬之分，給予孩子的食物軟硬度應適合其年齡，使之方便咀嚼。除了過硬不好外，過軟的食物也不宜。有關此方面的細節，在本書第二章內已有詳細說明。避免糖分、人工調味料、人工色素等，多吃小魚、海帶、生蔬菜等天然食品，甚至有些學者專家指出多吃核桃、花生亦無妨。

至於飲食外的一些要素，如手的操作、口的操作、正確的坐姿、食物的內容、社會性等。對智障兒而言，最大的問題便是社會性，也就是飲食的禮貌。是否會使用湯匙、筷子？是否會喝湯？是否會使用吸管？嘴巴周圍是否保持清潔？用餐時坐姿是否正確？右手握湯匙，左手是否會協助端碗？是否會打招呼？該協助之處是否會自動幫忙？諸如此類。

用餐時，應該保持輕鬆愉快的氣氛，所以不適合嚴格訓練。試著想一想，若一會兒要他注意這裏、那個又要改正等等，非但無法達到矯正目的，反而易使孩子搞不清楚。這時候應集中一個問題爲目標，分成若干步驟實施。但實施重點並不是訓練，而是以玩的方式展開。在開始之前，園方應和家長溝通協調，教導方式務求一致。由於飲食也等於是社交場合，一起吃飯是件愉快的事，所以培養孩子吃飯時保持清潔的飲食禮貌，也是刻不容緩的。

排泄習慣的培養

每天早上進食後，就要孩子到厠所排便，這種習慣愈早訓練愈好。而且這方面只要母親執行，就可順利達成目標。

有些孩子害怕上厠所，歸咎原因，極可能是怕馬桶沖水聲，或是害怕黑色的馬桶蓋……。如果眞正原因在此，那麼在訓練其排泄習慣的養成，不妨暫時讓他坐在便桶上進行，然後便桶位置逐漸挪近厠所。有些孩子習慣在厠所以外的地方或是洗澡時排泄，這多半是母親未重視所致，因此必要時，應該邊具體教導邊矯正。

關於排尿習慣的訓練，要從除去尿布開始。目標是孩子不致有不快感。通常乾尿布會讓孩子感到舒爽，近年來更盛行使用紙尿布，商人的宣傳重點也在此，所以要除去孩子的尿布並不容易，強制執行更非明智之舉。而有些孩子對濕濕的尿布特別具有好感，如果尿布不濕，反產生不安感，所以要拿掉尿布更加困難。

此時應對方法是先觀察孩子的排尿時間，時間一到，不管尿布是濕與否，一律都要拿掉並到厠所排尿，這種操作動作更要反覆不斷，即可減少尿布潮濕的時間，逐漸養成到厠所排尿的習慣。在帶孩子到厠所前，媽媽不妨先開口：「小華，我們去尿尿。」先讓孩子有尿意之意識化，也就是事先預告，使其有心理準備。

關於上厠所的禮貌也不容忽視，例如敲門、擦乾淨、衣服要整理好、按馬桶、洗手、擦乾、把拖鞋排好、關上門……等等，這些動作亦需循序教導。

穿、脫衣服

首先考慮何種衣服較易穿、脫。一般說來，脫比穿容易，前開襟衣服不如套頭衣服方便，而穿短褲又比上衣難學。實際上，穿、脫衣服和上廁所的教育，關係相當密切。在開始要做圓領上衣的穿、脫練習時，同時亦需指導短褲的穿、脫方法。在教導穿衣動作時，以襯衫而言，將衣服背面放在上面，短褲則是前面放上面，爲使前後不致搞錯，可在襯衫背後及短褲前做記號，以方便孩子的注意。

至於鈕釦以大的爲原則，倘若操作困難，可以尼龍拉鍊代替，則不必假手他人而可自己處理。制服若是鈕釦式時，母親亦可稍加改良，如在裏面縫上尼龍拉鍊，外面縫以鈕釦，則和他人毫無兩樣，切不可因方便而和他人不同，如此易使孩子產生特殊感反而不妥。另外，母親務必要求孩子穿著整齊，脫下的衣服要摺好，趁早養成這種良好習慣。

整容動作

雖然孩子智商不如人，但在整齊清潔方面却仍輕忽不得。

在同一年齡中，正常的健康兒無法自立的事情也很多。最近，發現一些母親不以毛巾替孩子洗臉，反而毫不在乎地以面紙擦拭，這種習慣並不是很好。其實，平日生活習慣的養成相當重要，例如：以手洗臉，用牙刷放進口裏刷牙（不沾牙膏、牙粉也可以）、漱口、洗澡、洗髮（並梳理頭髮）、修剪指甲、手脚常保持乾淨等等，這些都應注意。

感覺運動的學習

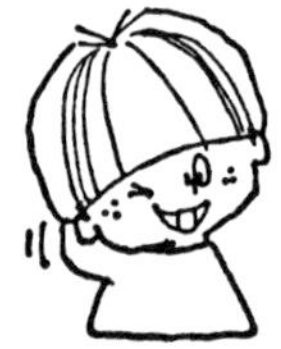

本章的「保育目標」以此單元爲中心。在人生初期所體驗到的感覺與運動的經驗，對精神機能有問題的孩子而言，似乎不夠充分，且智障兒因本身目前仍處於感覺、運動期，所以活動力有遲緩現象。而好動且有自閉傾向的孩子們，對此亦有不正常的情況，因此與其規定這些孩子寫寫作業，還不如要他們參與可增強體力的遊戲，以刺激感覺運動方面的發達，本章將探討實際的場面。

人會主動地參與環境、認識環境或自動從環境中脫離以確定自我，首先要以活動爲中心，才能培養運動感覺、前庭感覺及皮膚感覺，而隨著這些感覺的加強，視覺及聽覺亦隨之提高；以整體而言，要成爲一個統合，需經歷這些過程。

視覺及聽覺對於遠方而來的刺激，可快速且廣泛地接收，繼而轉換成高級的學習程度。此二種從人生初期即開始進行的重要官能，可惜幼兒自身無法有所運用，故不會發揮出主導性的運動，惟在其逐漸成長之歲月中，即可由活動中體驗出來。以感覺訓練而言，在此並非指視覺及聽覺的訓練，而是最原始本身所培養出來的感覺。

所謂學習、訓練，充其量不過是感覺、運動期的幼兒遊戲，而這種特別精心設計的遊戲，孩子又特別喜歡，常玩得不亦樂乎。對保育人員而言，並不需過於擔心，只要讓他隨心所欲、自由發展即可。

以普通正常孩子而言，有段時期特別喜歡盪鞦韆，即使整日盤桓亦不嫌膩，這是因爲孩子滿足於「盪得好高、好高」「盪得好快」之中，甚至盼望盪得更高、更快。這種情形我們不妨解釋孩子在追求刺激的快感。這期間，孩子喜歡動來動去，片刻都難以安定下來，但是一般到了四歲，就可以安靜地從事桌上的作業。

和這點比較起來，智障兒在嬰兒時期較爲乖巧；一歲以後，就喜歡動來動去，四歲時更是難以安定下來。智障兒本身又分兩種，一種是非常好動、片刻難以安靜，另一種則是雖不好動，但是也無法靜下心來。由於這種孩子比普通孩子的發展更加緩慢，也因此會追求發展上所必要的刺激。據一些母親所述，在一歲時，活動量大的孩子喜歡到處攀爬，但其在一歲前的嬰兒時期却是相當乖巧，甚至幾乎一整天都躺在床上睡覺或休息。然而，智障兒在整個嬰兒時期，甚至連雙手舞動的發展亦極爲遲緩，幾乎整天無動靜地躺在床上。假若如此解釋是正確的話，不妨讓現在正想活動的智障兒有更多活動的機會，使其滿足於以感覺、運動爲標準的遊戲之中，讓孩子好好地感受其重要性。如此有計劃的設計，無論是否專爲智障兒所構思，其目的是讓所有孩童均能均衡地成長。

首先是利用整個身體的感覺運動學習，如大肌肉運動、運動感覺及主要的前庭感覺等。簡單來講，就是爲了推動整個身體的遊戲。這種遊戲不僅是站立著運動，有時是躺下來滾動身動、翻轉，甚至翻觔斗等等。

對於活動力強的孩子，一般老師或父母都會儘其可能地想辦法抑制其安靜，但是在此我們應改變觀點，鼓勵孩子積極活動。假若每天在園內、學校或家庭中撥出一段時間，利用健身場所使

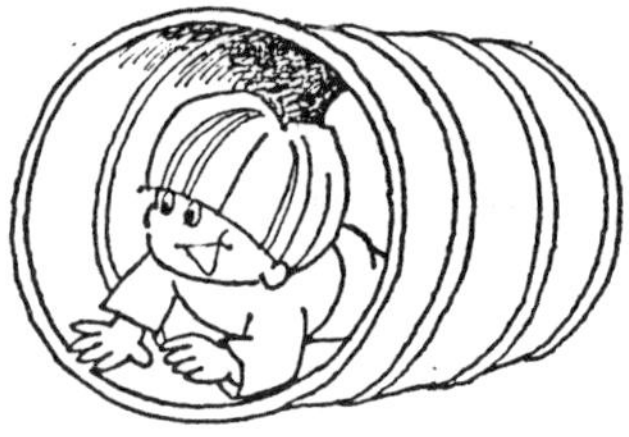

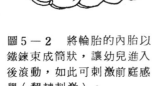

圖５－１　鑽油桶或在裏面玩，亦可滾動桶身，以加強前庭感覺刺激（翻轉刺激）的做法。

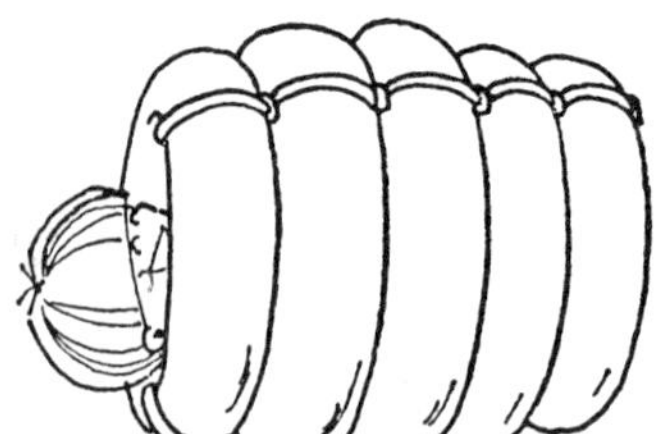

圖５－２　將輪胎的內胎以鐵鍊束成筒狀，讓幼兒進入後滾動，如此可刺激前庭感覺（翻轉刺激）。

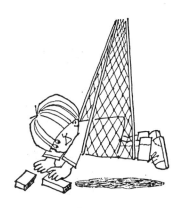

圖5－5　讓孩子趴在吊牀上，撿起地板上的積木，如此可培養前庭感覺刺激（水平刺激），同時亦可提高手眼之協調感。

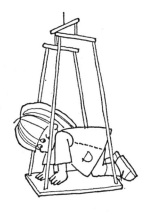

圖5－3　木板盪鞦韆（將木板的四邊鑿洞，以繩子吊起來），讓孩子趴在板上，以達到平衡感的訓練。

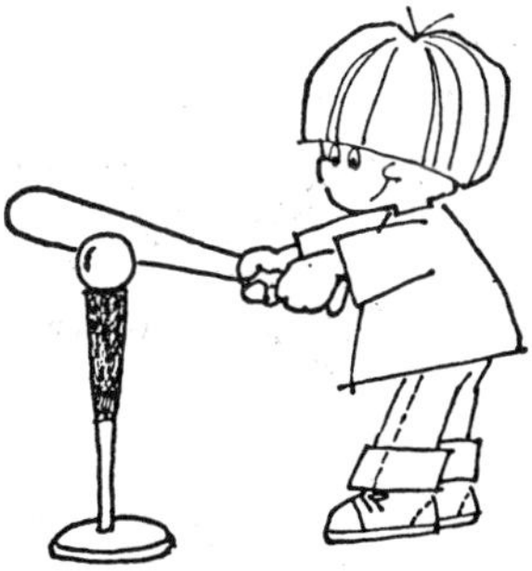

圖5－6　在廢棄不用的燈枱上放上球，手拿球棒揮打之，如此可培養手眼之協調感。

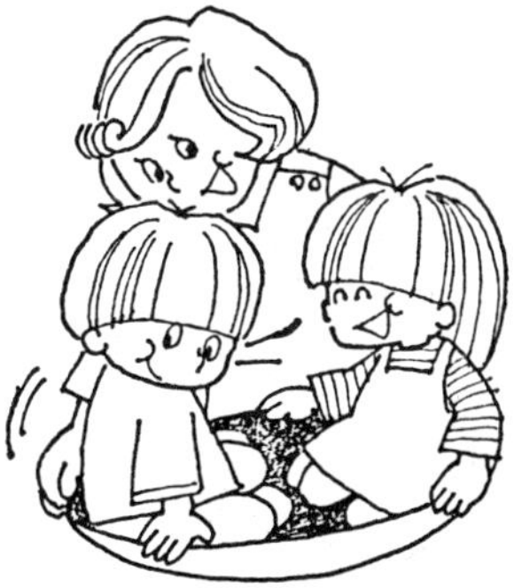

圖5－4　坐在圓形盤底內，雙手握在邊緣上，老師或父母（或第三者）在盤外旋轉圓盤。如此可刺激前庭感覺（翻轉刺激）及座位平衡感。

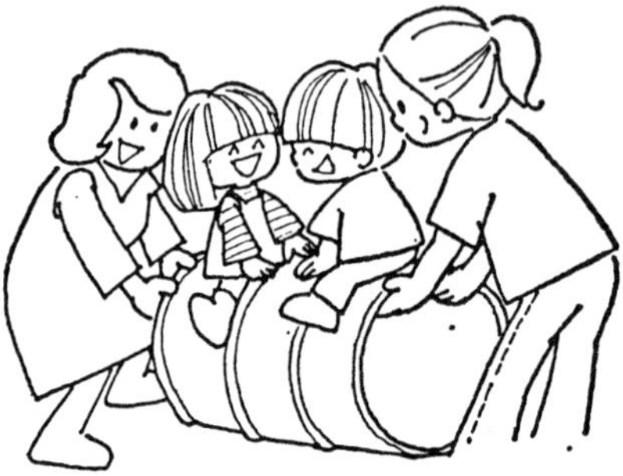

圖 5 － 9　雙腳分別跨坐在油桶上，並左右搖動油桶，以練習座位平衡感。

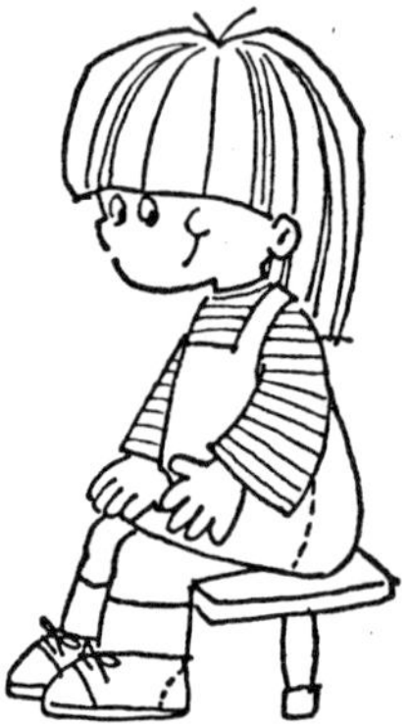

圖 5 － 7　坐在單腳椅上，以練習平衡感。

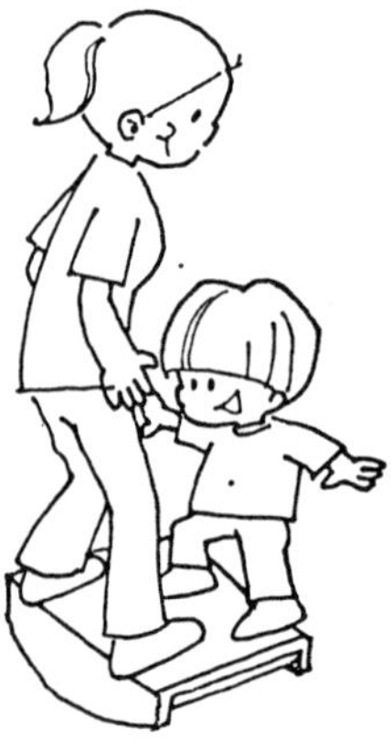

圖5－10　站在平衡板上，並左右晃動之，以練習站立時的平衡感。

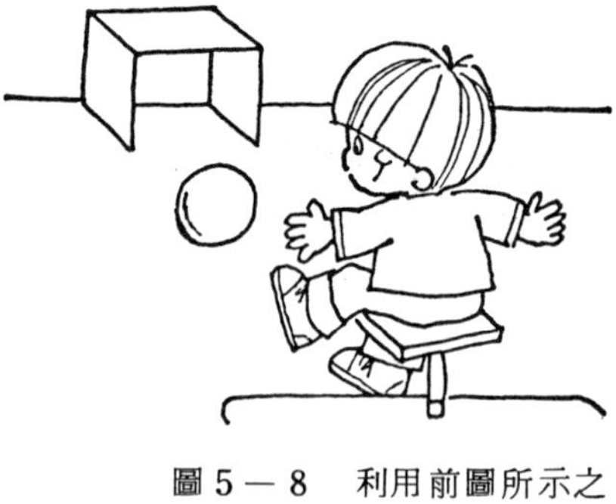

圖 5 － 8　利用前圖所示之坐姿踢球，並試著將球踢入箱內，如此一方面可培養座位平衡感，又可培養手眼之協調感。

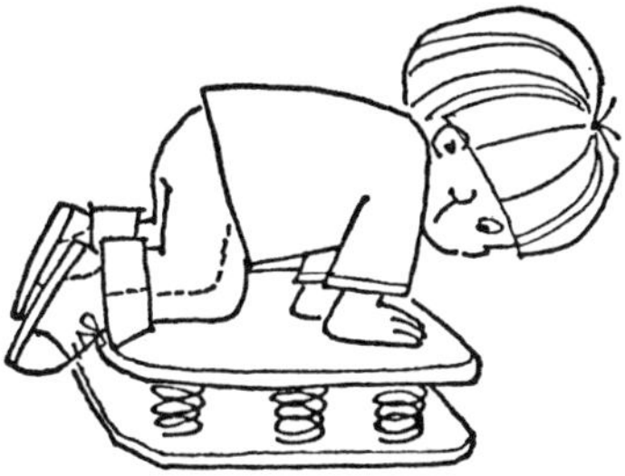

圖5—12　跪在彈簧平衡板上，以提高平衡反應，並促進骨骼及肌肉的刺激。

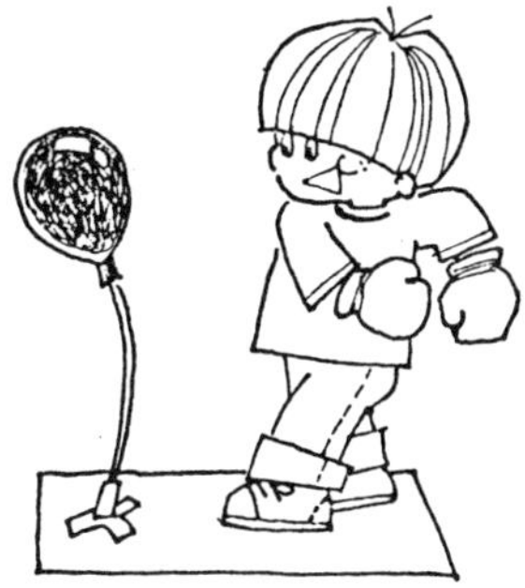

圖5—11　將練習用的拳擊球，放在與眼睛平行的高度中，戴手套擊打之，如此可培養孩子的手眼協調感。

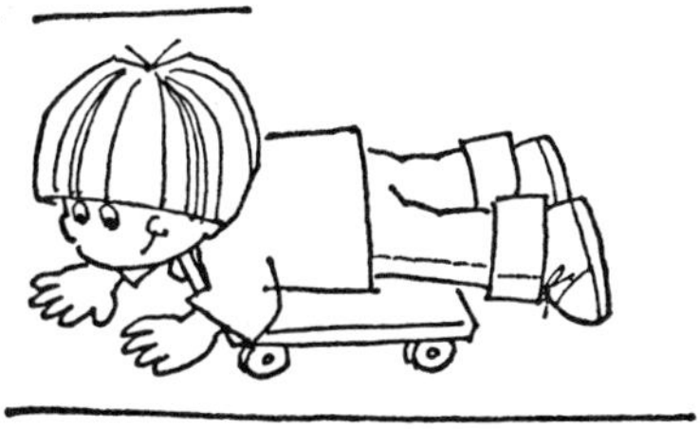

圖5—13　趴在帶有輪子的木板上（板下有四個輪子）並移動之，如此不但可刺激前庭感覺，亦可加強脖子、手臂的筋力。

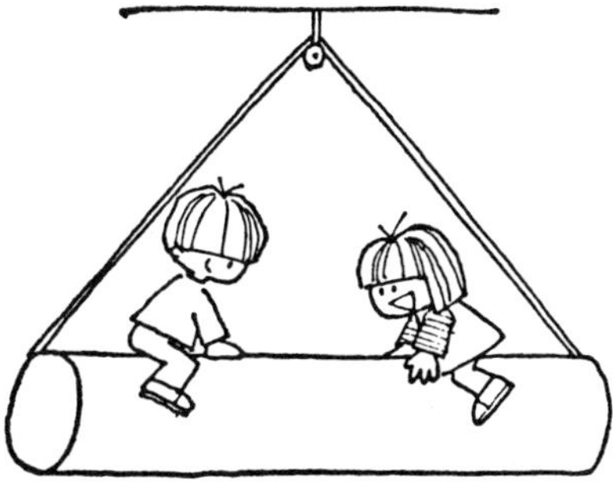

圖5—14　跨在兩端以繩子綁住的大型圓筒上，並左右晃動之，可加強座位的平衡感及刺激前庭感覺。

用的彈簧墊跳躍，或是每天早上慢跑之後發現，好動的孩子之行爲獲得改善而乖巧不少。而智障兒的身體不但更加結實，動作也日趨敏捷，表情更是顯得活潑許多。這是由於運動包括了韻律感、均勻、敏捷、力量、耐久性等等的要素，以運動眼光來看，這些遊戲的價値性更爲提高。

對智障兒而言，其運動的首要目標是可以跳水及騎脚踏車。這些對於在幼稚園時期的幼兒來講，或許較爲困難，但不妨利用盪鞦韆、攀爬網架、具體育感的健身房、蹺蹺板、旋轉木馬、健身用的彈簧墊等之運動器材，讓孩子從事這些運動發展。有位學者名叫愛亞思，其提倡感覺統合的理論，現在將構成此感覺統合訓練中所使用的遊戲教具一一介紹（如圖5－1至5－14）。

諸如此類之玩具器材不妨多下苦心研究，以展開動態的保育方式。以上所列擧的遊戲範圍，雖是專爲智障兒設計的，然而，對於生長在玩具寥寥無幾的小社區、坐在室內吃甜點、或光靠電視機培養視覺與聽覺的孩子而言，更是深具魅力。不論是靜態或是動態的學習場面，其重要性相信大家已經了解，且並不侷限於智障兒，還包括著正常的孩子。

其次是和認知方面特別相關的感覺、運動學習（主要是手的運動、口腔感覺、手的觸覺和視覺等等）。

現在請讀者將視線從書本上移開至天花板，試想一下，舔天花板的感覺如何？我想應該沒有人這麼做過吧？可是，舌頭未接觸過天花板的話，又怎知其中的滋味呢？在嬰幼兒期，無論任何物品，似乎都喜歡往口裏送，這是一種口腔感覺的學習經驗。在我們的記憶中，却未存有對物體初識而「舔」的經驗，其次對「觸摸」的感覺時期亦不復記憶，唯一有印象僅止於視覺的記憶。因此，以爲僅憑「看」即能認知。然而我們對從未「舔」或「觸摸」過的物體，看了以後會產生「原來如此……」的認知，這絕非僅累積視覺經驗所能得到的。

又例如：一個高大的人靠近自己時，看起來像巨人，而當他離自己較遠時，即失去此壓迫感。另外，圓形的杯口，以斜的方式來看，却呈橢圓形，這些全是小時候以手指觸摸而了解物體形態、邊走路邊認識空間以及從許多的運動感覺經驗中所獲得的。

所以未充分體驗感覺、運動時，光靠眼睛和耳朵，仍無法眞正掌握周圍的環境。所以對僅止於「眼睛看、伸手抓、觸摸、用嘴舔」階段，甚至抓東西就要往嘴裏送的孩子而言，大人不但不需遏止，反而應給予鼓勵，使其經歷更多的體驗，以期及早結束這段時期。

有些孩子在許多知識上，都無法僅憑視覺經驗而獲取。不妨讓他退回到感覺、運動時期，使其充分經驗、滿足與學習。例如：一個會畫圓形却不會畫三角形的孩子，不妨利用木板模型來教導。不只是將三角形的木板放進三角形的模型中，還要讓孩子以手觸摸此模型，連三角形的邊緣處亦需充分觸摸。有關型態，特別是對角的感覺，經由此過程而達到理解的目標。就以三角形的圖形爲例，當孩子眼睛看到三角形，雖了解，且會說：「這是三角形」，但是却不見得會畫，因此不能表示他是眞正的懂。所以在視覺練習之前，不止手要學習，也應利用整個身體練習，這種方法就是在地板上畫出三角形與方形的線條，然後讓孩子在上面走動、遊戲，其結果頗受好評。

感覺、運動學習的方式，是讓孩子快樂且自由地遊玩。但難免也會出現小孩子有不知所措的情況，何況這又是比普通同齡孩子較次一等的基礎遊戲。所以，應事先週詳計劃，並事先安排場面、教導孩子如何玩以及如何尋找玩伴等等預備步驟。

若以治療的眼光來看，刺激性方面之考慮應更詳盡，惟以保育人員立場來看，則不妨多朝向「三次元的」、「帶有旋轉的」、「孩子所喜愛的」、「具動態的」等方面設計規劃。

第六章

針對情緒障礙兒的理解與保育

泛指精神方面具有某些異常表現的孩子而言。所以，「自閉症」、「拒絕上學」、「情緒障礙」等名詞時有所聞。什麼是「情緒障礙」？其所呈狀態為何？據筆者所知，一般人被問及此問題時，均難以正確回答。實際上「情緒障礙」有廣義與狹義兩種區分。廣義來講，就是為了消除智能不足的精神障礙，而狹義的說法是指因環境等原因所造成的神經性障礙。

在此將「情緒障礙」又分為二：一是因情緒受環境影響而變得更不安定，以致引起神經症的障礙，二是指問題較大的行為異常。前者簡單稱之為情緒障礙，後者則需就孩子好動的概念觀察對待之，以下針對相關問題進行探討。

情緒障礙

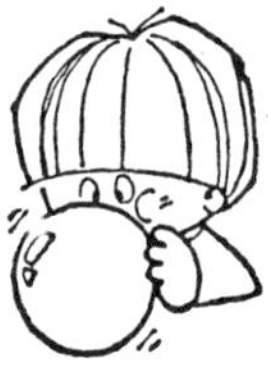

定義、症狀和原因

定 義

所謂的情緒障礙係指在家庭、幼稚園或學校內的人際關係極不順遂，導致情緒的正常發展與適當的功能受到心理上的阻礙而產生。具體上來講，可分爲以下三種類別：

1.反社會行爲——行爲異常，喜歡擁有貴重物品或不肯上學。

2.神經症——拒絕上學、沈默不語、身心症（如出現腹痛等身體症狀）。

3.神經症的怪癖——咬指甲、舔指甲及玩性器等。

以上狀況中，並不包括身體上或智能上有缺陷者或大腦有障礙者。

症狀

例如舔指甲也是一種症狀，祇不過這種情形連身心正常發展的人也會有此習慣，又由於不會長久，故不可因此而將孩子視爲有問題行爲。至於異常行徑究竟爲何？那就是當孩子的症狀（或行爲）反覆出現，令本身或周圍的人深感困擾時，即可稱之。在懷疑有這種毛病時，應立刻到相關機構請教，切勿等閒視之，否則孩子的習慣一旦養成，想要治癒便相當困難。

現依前面所做的分類逐一探討，大體如下：

1.反社會行為

例如：不肯上課、喜歡擁有貴重物品等行爲，這些在成長至一定程度時，才易出現，發生在幼兒期的階段較少。發現有類似行爲時，首先應區分好壞，以此教育爲基本做法。若遇有反抗或動粗等情況，則必須考慮到孩子的發展階段與個人差異等因素，切不可因此不分青紅皀白地將其視爲「行爲異常」。

2.神經症

在幼兒期所出現的症狀，大致如下：

△拒絕上學：這是因爲不願離開母親的關係。一離開母親，孩子心理便缺乏安全感所致。而母親的心理亦存有孩子無法獨立的想法。

△沈默不語：視時間、地點與人物而定，本以爲孩子應有許多話，沒想到孩子却反而一句話也不說。但由於安靜又不反抗，故常被視爲「相當乖巧」看待。可是，其並非語言上有所障礙，在家中話也不少。

△身心症：包括身體各部分的症狀，如神經性氣喘、精神性嘔吐、頭痛、發燒、腹痛等皆屬之。這些都是由於壓力所致。當然，也需考慮帶孩子去做身體檢查，以確定是否生病，甚至也許是因脾氣暴躁所致。

另外，也有可能是對聲音的過敏反應，導致退步現象。

3.神經症的怪癖

不能將以下行爲視爲「怪癖」的特定行爲。

△夜晚受驚嚇：晚上睡覺時，突然哭泣或起床。此時，眼睛並未睜開，就算睜開眼睛完全清

醒時，對於作夢內容、害怕原因亦無記憶。

△顏面痙攣：其特徵是局部肌肉收縮，同時會反覆出現特有的小行爲。例如：眼睛突然猛眨，一邊的臉不停地蠕動、傾斜脖子、反覆出現發作性的聲音或言語。而這些動作毫無意義與目的。此外，咬指甲、舔手指與夜尿等，亦包括在內。

原因

其原因可能是在人際關係這方面所造成的精神壓力。例如：雙親的拒絕或過分溺愛、過於干涉、指使、過多的期望與要求等原因。當然，人爲因素並不一定是悉數來自父母，其他家人和親友的影響也應考慮在內。

以夜尿爲例，大部分的父母均希望儘早訓練小孩獨立。其實，幼兒夜尿是極爲正常之現象，但有些父母却操之過急，而加以責罵。因而導致孩子戰戰兢兢地神經緊張，並缺乏安全感，如此惡性循環的結果，尿床情況會更爲嚴重。有些孩子尿床後，生理狀況慢慢產生變化，形成夜晚生理性不排尿，有的甚至難以脫離這種夜尿習慣。然而此階段爲過渡時期罷了，孩子終究能恢復正常。至於爲何會演變成爲習慣，多半是人爲因素，也就是父母過於重視此問題，而急欲改變所致的反效果。

當然，也有些是因父母未善加誘導所致。

醫學上的顧慮

如果異常行爲過於嚴重，則有就醫的必要。如果是身心症，極可能是身體有病，所以更應檢查。有些專家雖當孩子是身心症而加以治療，但心裏仍不免懷疑：「果眞是如此嗎？」行爲異常便成了專門治療的對象。由於孩子本身可能因人際關係不佳所致，所以從保育人員的立場來看，可提供某些援助。但基於保育之出發點，仍不妨重新觀察孩子的人際關係，以便醫療人員作參考。

保育的目標、問題點及對策

保育目標

「再度學習豐富的人際關係」，簡單來說，亦是情緒障礙孩子的保育目標。以前，一旦尿床時即遭受父母責罵的孩子，現在開始，試著讓他自己到厠所排泄。倘若孩子辦到了，父母應給予鼓勵，使孩子產生被認同感，而逐漸建立良好的親子關係，慢慢地更進而和其他小朋友建立起友誼的橋樑。當然，在開始時，亦需保育人員給予援助，教導如何和其他孩子交流與相處。

保育上的問題點及對策

①反社會的行為

孩子反社會的行爲一旦固定，要改變就相當麻煩。尤其是孩子若無法區分善惡，就應諄諄善誘，這時候園方和家庭方面的指導務求一致，否則難以進行。倘若家庭採不合作態度時，園方不可因彼此想法互異便灰心放棄。要知道指導標準不同時，只要雙方能協調，往往會意外地發現彼此想法頗爲相似。例如：園方可先提出辦法「本週小華若能自己到厠所排泄，我們雙方都應誇讚她」或「這週要禁止小華打人的壞習慣」……等等，如此提出具體方案，不但方便家長了解，也較易獲得協助。爲培養孩子能區分善惡，園方與家長雙方應統一方式，如此自然可逐漸培養孩子的耐力。

②拒絕上學

其原因多半是不願離開父母所致。此時若強制其上學，也許會有令人出乎意料的效果。不過，需具備幾個條件來配合才可。首先，父親是將孩子強迫帶到幼稚園最適當的人選，其次園方要很順利地接過孩子，接著便是學校的教學（或保育）內容要能吸引住孩子的注意力。

③沈默不語

在此所謂「沈默不語」，係視場合而定。例如：平日在家講話滔滔不絕，但在校却一句話也不說，出奇地安靜，所以往往被誤以爲是個守秩序的乖學生。這種狀況係因和陌生人相處，心情緊張引起不安所致，所以減輕其不安感或緊張是爲第一目標。至於減輕緊張或不安之道在於慢慢地誘導他講話。

這類型的孩子比起拒絕上學的孩子，更不成熟且缺乏社會性，加上一付懶洋洋的樣子，所以指導起來比較困難。在這種狀況下，幼稚園不需花太多的時間做自我教導，不妨帶其到專門機構接受診察治療。

④身心症

症狀從輕到重，程度相當多，究竟孩子是否患身心症？症狀是輕抑重？這些需靠專家判斷。萬一判斷是身心症者，家長也無需恐慌，宜冷靜處置。某些程度只要以平常心待之即可，不必過分強調；對於症狀以外的自我表達，亦應加以認同。

⑤神經症的怪癖

在此，以痙攣爲例作說明。孩子入學前，在家已自由玩慣了，一旦入學後行動勢必會受到種種限制，於是出現了抖動脖子的痙攣狀況。若係因環境變化太快，以致無法適應的關係，只要緩和一下情緒，症狀自然會消失。如果這種現象固定成爲習慣，就相當麻煩了。所以在這之前，究竟孩子有哪些欲求受阻？受阻原因何在？應極力找出原因所在，才是對策的第一步。

⑥母子分離的不安感

這個問題相當重要，所佔篇幅也較大，現針對具體對策敍述探討。孩子被迫和母親分開的過程在第八章的表9—1中有所詳列，將其分成數個階段，若這些階段的轉移不順利，那麼便會形成保育上的問題。

造成母子分離的持續困難所在，便是母親態度不夠斷然所致。母親若想辦法要和孩子分離，不管是偷偷離開，或是抱起孩子但身體仍和孩子保有距離等，這些都不是明智之舉。最好的方法就是讓孩子清楚知道母親在哪裏，當孩子知道媽媽會在家裏等待，心裏會浮現媽媽在家的情況；但如果母親偷偷地離開，孩子並不確定母親會在哪裏，心裏極易不安。還有，若母親在離開時雖稍抱孩子一下，算是一種接觸慰藉，但接觸不夠時，孩子亦無法得到安定與滿足。

我們的建議是「緊抱孩子，但分離乾脆」。所謂的「分離乾脆」，指的是母親坦然大方地對孩子說：「小華，媽媽在家等妳，再見。」此時就算孩子哭鬧也不能妥協，只要把自己的去向明白告知孩子即可，也千萬不可依依不捨，更不要拖延過早的時間。等下課和孩子再見面時，母親應將孩子抱起，讓孩子緊貼胸前。爲使孩子自動要求離開母親懷抱，母親最好是站著抱。因爲蹲著抱，媽媽的膝蓋反成爲孩子玩樂之處。如果是站著抱，孩子爲了玩玩具，勢必要離開母親的懷抱才能下來。當孩子要求下來時，媽媽不妨捨不得地說：「小華，讓媽媽多抱一下嘛！」以這方式將孩子拉回，若孩子掙扎要下來，即表示已無大礙。

筆者常給母親的建議就是——當孩子哭鬧時，母親分離的態度一定要堅定，切勿模稜兩可；若要抱抱孩子，則應緊緊抱住。

好動

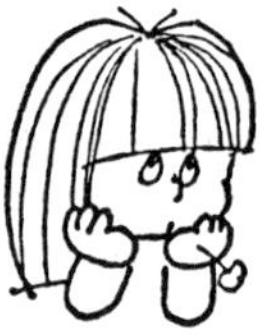

什麼是好動

定義

「注意力不集中，注意對象是轉移，極端好動」等，稱爲「好動」或「好動症狀」，亦有人稱爲「好動行爲」。

好動的定義不僅如此，其範圍可再擴大。對於看來似乎好動的孩子，我們通常會這麼下定語：「這個孩子和同年齡的其他孩子比起來，似乎注意力較難集中，容易分心，如此的孩子就稱爲『好動』。」至於這種狀態在一歲左右開始，並非特殊外在因素所致，而以常識來講，是孩子本身內在因素的關係。至於注意力難以集中，普通大多是行爲上的好動。」

有的孩子雖較其他孩子活潑好動，若經仔細觀察發現，這只是個人差異問題，就不能歸爲「好動」行列。

好動症狀所表示的疾病與症候群

這種症狀由於概念相當夌亂，所以不易了解。「好動」可說是行爲異常症狀中，對幼兒期來講屬最普通的一種症狀，何況這本身也並非是病名。有的孩子除了好動的症狀外，另有自閉症、人際關係障礙、發音困難、智能不足等症狀。綜合以上各症狀，遂產生如下的病情。

①好動症候群（發展性過多行為）

注意力集中困難、行爲無法安定、我行我素等爲其特徵。有時會瞬間親切地望著老師微笑，帶着似有情緒的表情，但人際關係僅表面化，無法維持深一層的關係。若想教導他或請他做某些事，會立刻招致激烈反抗。

②學習障礙

以發音困難或計算不佳等學習上困難的孩子，有時亦伴有好動、靈巧性不夠、視覺系統的認知障礙等。和好動症候群相近，故有人亦將此症狀稱爲「好動—學習障礙症候群」。

③自閉症（小兒自閉症）

單從字義表面來看，很容易令人誤以為「把自己關在室內，靜靜地枯坐冥想」。在嬰幼兒期，好動症狀的情況很多，根據拉達（一九七一年）的說法「小兒自閉症的診斷發現，障礙在三十個月前即已開始，是一種自閉式型態的人際關係障礙。語言發展遲鈍與固定型態的『強迫式』現象（想要停止某一種無意義的行爲，却無法自行遏止，又被稱爲固執式的行爲），其根據應具備這些例子方可成立。至於自閉人際關係發展障礙，在幼兒初期（在東方是嬰幼兒期）會有如下的行爲表現——很少要求被抱與愛撫、視線不看對方、令人有漠不關心及疏遠感、很少緊偎著母親、和母親分離時不致缺乏安全感（就算有，也是很少）、有時面無表情、明顯地不關心他人、對他人態度一致（對母親態度也不會特別熱絡）、不擅建立友誼、不願參加團體活動……等。」

其實，和他人之間交流有障礙的孩子，並不是極端內向，也不是有意拒絕他人，而是和他人之間不知道該如何交流、往來罷了。

④癲癇

癲癇的孩子當中，亦有好動者，這類型的孩子不僅難以安靜，連注意力與情緒也迅速地變化着。

⑤智能不足

這是指智能不足、自閉症與好動症候群合併的孩子而言。症狀雖不明確，但因其發展階段較低，所以經常有好動的現象。

⑥重聽

若重聽是眞正原因，只要加戴助聽器，孩子的行爲即能改善。因此，事先判斷孩子的聽力也很重要。

原因

這樣的孩子大體說來等於是「人際關係有障礙的孩子」。對孩子而言，其人際關係的基礎是在家庭，最親密的人是母親，所以「母子關係」是其人際關係的基礎。

以前，多數人認爲問題出在母親的培育方法錯誤所致。筆者曾和多位母親交談後發現——「讓孩子獨睡的時間過長……」——也就是平日母親很少和孩子有親暱的親子時刻，以致多數人認爲問題出在母親身上。然而根據最近的研究報告顯示，嬰兒對母親極爲在意，縱然在揮動手脚或吮奶時，亦希望母親能有所因應。若嬰兒在保溫箱待太久或較少和媽媽接觸，自然也缺少親子間的溫馨與親密感。

從研究報告中可知母子關係的建立，嬰兒並非片面、被動的角色，而是積極向母親反應並做要求。所以，有人認爲親子關係的障礙，係出於孩子單方面的反應及要求異常所致。

嬰兒因飢餓、尿布濕濡等不快感覺之刺激，透過哭泣行爲向母親傳達感受，母親接收此訊息後，立即付諸行動加以照顧，這稱爲反應。當孩子的不快解除後，對母親的這種反應，通常會以快樂笑容做為報答，因此親子間的關係更加和諧鞏固。

但是，好動孩子的親子關係又是如何呢？有人推測他們對於各種感覺刺激的反應已偏頗，對於快樂與不快樂的感覺亦稍有脫節。倘若推測正確，那麼孩子平日極少哭泣，對母親較無親暱之表示（如撒嬌等），甚至對母親的照顧亦不會有感應，結果母親以為孩子比較獨立，而放任孩子成自主習慣。如此一來，孩子的感覺系統所受刺激減少，連帶產生不正常之發展。而此階段的「母子關係異常」將持續發展為「人際關係的異常」，同時感覺關係的異常亦會發展成認知系統的異常，這兩者間相互影響甚鉅，致使好動的孩子在行為上亦日漸偏差了。

究竟認知機能在與他人之間的關係造成障礙時，又將如何演變呢？為了方便大家對好動孩子行為異常的了解，現以假設方式說明之。

假設你像愛麗思夢遊仙境般，來到一個語言迥異之國中。不但語言，連表情、表達方式都沒辦法溝通時，你會怎麼做？肚子餓了，想盡辦法將自己的需要表達給他人知道，但對方却始終無法明白，這時候你一定會很生氣，甚至盲目地跑來跑去。好不容易發現到餐廳，進去後發現菜單中一個字也不認識，用手指著遠處實物，對方又不盡了解，只好心急地跑近實物，直接以手觸摸來表示。所以，假定得不到能成立人際關係的任何線索時，就會陷入不安中，雖然自己也是個人，但對方却眼光異常，而在如此孤立之下，也許你會逐漸封閉自己也說不定。

因此，我們要和好動的孩子建立關係，其線索相當不易得到。與其說他們從小就具有異常行為，還不如說是因得不到任何線索而造成的必然現象。

醫學上的顧慮

首先，應儘可能地詳細調查孩子行為異常（如：好動）的原因何在？並探討其背景。耳朵、眼睛等感覺器官是否異常？有無慢性牙痛？腦波是否正常？對於瑣碎的運動機能有無異常？皮膚感覺、前庭感覺有無異常？

為了探討這些問題，除了小兒科、眼科、耳鼻喉科之外，有關運動、語言方面的訓練人員，亦不可忽略。

然而以現今醫學水準，能得從各方面進行調查，可謂幸運之至，但若期待專一醫療機構而言，似無可能。總而言之，至少要找出一位對幼兒精神行為有深厚知識的專科醫生（多半是精神科）或具臨床經驗的心理學家診察，抑或請代介紹專門機構配合才好。

對於好動孩子，不妨直接以藥物治療。雖然藥物只是站在輔助立場，但極具效用。因為醫生雖會教導我們在日常生活中一些處理與指導的方法，不過有時也會建議家長使用藥物配合治療。如果醫生所持的看法正確，再加上日常指導孩子時，孩子仍頑逆不堪時，就依照指示給予服藥，亦不失為一大良策。一旦施以藥物，便應持之以恒，尤其對孩子服藥的狀態或變化，也需要仔細的觀察、記錄與報告；切不可因孩子情況稍見好轉，便遽然停用，如此一來不但效果不彰，且對孩子而言反會造成負面影響，關於這點還要請家長多方配合。

保育目標

一般的態度

對保育人員而言，當聽到「好動、自閉」這種問題孩子時，通常會對他另眼看待。本書在各章中都一再描述，並提醒大家切勿把孩子當成問題兒，而應視爲一個儘情發揮能力的普通孩子而已；若能將孩子的位格固定在此，則是保育人員共同努力的目標。

不少家長在接受訪問時提到：「自從加入普通孩子的行列中，孩子反變得好多了。」看到家長露出喜悅的表情，我們也替他們高興。誠然，有些保育人員只擔任純粹保育工作，並未接受專門指導或援助，以致雖花費極大心思在保育上，但保育本質才是支撐孩子的成長和發展基礎，這點我們應先有所了解。

總而言之，對孩子雖實施「普通的保育」方式，但因其畢竟較爲特殊，故多少仍應特別小心注意才是。

入園前後的顧慮

在入園前，初次面談的場合上，好動的孩子便露出其好動的本性，不是在園內走來走去，便是看到什麼新鮮的東西，便要摸一摸或拿一拿，因此園方常會擔心孩子正式入園後，是否會傷害到其他小朋友。其實，好動的孩子雖頑強，却很少攻擊他人，甚至連玩具都不會去爭奪。

入園前，園方雖有以上質疑，却不好當面詢問，而母親本身亦擔心自己的回答內容，會影響到孩子的入園與否，所以就算被問到，恐怕回答的也未必眞實可靠。因此，不妨先內定孩子可入園，讓母親安心後，再彼此交談較爲理想。

「假設孩子入園後對其他孩子造成困擾時，園方的態度不是以防衞姿態出現；爲保育此孩子，應以何種場地爲最佳……」家長和園方在入園前交談時，亦可以此類問題判斷入園與否，若能以這種孩子爲中心的機構當然是最好不過了。爲了節省時間與方便起見，雙方最好是開門見山，以坦誠的方式溝通最爲理想；若是園方仍猶豫不決，則入園考試亦是一種很好的決定方法。但應設定期限與條件，和母親一起觀察孩子的變化，最後再共同商討。因爲如果單以母親的要求爲意見，也未必是最好的選擇。對孩子而言，何種設施的幼稚園最合適，這方面的選擇與決定相當重要，因此園方對於目前園內的狀況（設備、人員、能力等）務必坦誠告知母親，而由她判斷與決定。

對任何孩子來說，在他剛入園時，面對新環境，內心多少會缺乏安全感。好動的孩子乍看之下，似乎充滿活力、朝氣蓬勃的樣子，實際上頗令保育人員大傷腦筋。如果孩子在感覺和認知方面有障礙時，無法順利了解周遭環境，反易生混淆。不過，漸漸地會有變化產生，因此保育員應仔細觀察一言一行，並具體地記錄下來。

經過一段時間，會暫時穩定地看一下保育人員，但在熟悉環境後，就會繼續他自己的活動。此時，保育人員從觀察中對他亦有概略了解，例如：何種活動孩子最喜歡，以何種方式推動，孩子亦頗喜愛……等等。又例如：當保育人員發現孩子對角落邊的彈簧墊似乎很感興趣，兩人便一起到上面跳躍。沒多久，孩子躺下來，享受跳動時的搖晃感，有時也會有此情況。當保育員停止跳動時，孩子也可能會拉保育員的手，要對方站立，又以「蹦」來催促其繼續跳動。雖然，很不容易一次便將孩子的反應吸引出來，但反覆數次後，孩子對場地已經熟悉，反應自然也會增加起來。

又以「拔大蘿蔔」的故事爲例，由於角色扮演的人物從一個、兩個……逐漸增加，加上動作、形式每次都是同樣地反覆，使孩子不但熟悉了故事，對人物、動作亦相當熟稔，因此參與意願亦大大提高。

在這種可持續反覆練習的場合中，不妨立下目標，如保育人員接近的方法、說話的方式、規則的制定……等等，而有不適之處可隨時修改。例如：「在剛集合的十分鐘內是否能打入孩子的圈子裏？」等等。

重要的保育目標——生活步驟、感覺、運動與規則

①生活步驟

此方面在其他章節中亦有敍述（第二章和第四章），請多參考。

對於好動的孩子，舉凡餐飲、偏食的矯正亦應定下目標。例如：含人工添加物過多的果汁、炭酸飲料、甜點、加工食品及糖果等等，均有增加孩子好動之嫌。例如，筆者曾看過一個孩子每天要飲用一公升的果汁，結果正餐反而吃得不多。也見過有些孩子喜食熱食或油炸食物，在矯正偏食時，對於孩子的味覺、嗅覺、觸覺的正常與否，亦需列入考慮範圍。

矯正偏食時，首先應限制吃零食的習慣，使其明確地感到空腹的感覺，接著訓練孩子吃下不想吃（或不喜歡）的食物後，再給予喜愛吃的食物，以這樣的方式逐漸改變成爲「任何東西都要吃」的方向。

有的孩子睡覺有特殊習慣。有一個孩子非躺在媽媽的身上，否則不肯睡覺；入園後，經園方耐心的指導，午睡時，便能躺在棉被上睡覺，而回家後亦不再依賴母親即能坦然入睡。所以，一般幼稚園內都設有午睡時間，在這個時間內如何教導孩子睡覺時的注意事項與步驟，使孩子能切實遵守，這點亦不可馬虎。

在此階段，能自行到厠所排泄的孩子不少，但有些孩子可能會在厠所之外的地方排泄，有的孩子則習慣在洗澡時排泄，這時候教導的方式是訓練孩子在入浴前先行排泄，如此即可獲改善。當然有些孩子不肯上厠所，可能是因爲怕有聲音、黑暗或其他原因，所以在立下指導目標時，應先查明孩子害怕或裹足不前的原因後，再進行輔導，俾能達到預期效果。

②感覺和運動

有關於感覺和運動方面的問題，在智障兒單元中已有探討。基本上來說，對於好動的孩子而言，亦有必要採取同樣的態度。

有些人對於好動的孩子頗傷腦筋，例如：「孩子到處走來走去的，是不是應該給予限制？」「他一天到晚動個不停，若給他做些運動，不知結果會如何？」……其實這些顧慮都是多餘的，關於這些問題，後面會再詳述說明。當然，在某些方面是有抑制的必要，不過讓孩子充分自由活動的重要性亦不可忽略。這並非在一天生活中任其隨心所欲、爲所欲爲，通常讓孩子獲得滿足的運動（或活動）後，孩子反而較易靜下來，也就是說「滿足其所需之欲求」之意。

對於運動的本質，是透過運動給予孩子固有感覺與前庭刺激，而這種刺激是爲了孩子的發展所給予的。例如：玩盪鞦韆、旋轉盤時，與其要孩子自己玩，還不如由大人在一旁推動，當孩子在儘情遊樂之時，難免會有過動或過於興奮的現象發生，因此在玩的過程中，孩子可能會害怕、嘔吐、臉色發白等，此時應注意孩子的表情變化，以便適當抑制。如果持續興奮，晚上睡覺時可能會夜哭或發燒，這是因爲白天遊樂過於刺激所致，所以多少應適切控制。

在感覺經驗中，另有重要一點就是皮膚感覺（以下稱爲觸覺）。觸覺無論是口腔或手指，都極爲靈敏，這並非只要予以接觸而已，且具有主動查證接觸之物的功能，也就是能確認所接觸物。這種識別機能（識別感覺）從系統發生而言，可說是一種新的機能，對於外界的認知具有極重要的角色，這點在第五章中已有詳細說明。

然而，觸覺原本就是相當原始的感覺。這是爲了區分自我及環境所產生，據說連阿米巴這種微生物亦具有表面感覺。假如沒有這種感覺，那麼生物就無法從環境中識別自己，甚至在環境中，自己到底在哪裏，亦無法了解。所以，觸覺和大腦皮質的新領域連結後，除了參與認知作業成爲識別感覺的觸覺外，從系統發生上來講，要建立自我形體、自我形象所必要的原始感覺等角色，必須能將兩者區別而加以思考才可以。

又例如，原始感覺的觸覺和自古以來即存在於大腦中的低位中樞連結一起，對於這些中樞活動愉快或不愉快的感情、刺激、本能等，給予強烈影響。例如：一件又柔又暖的衣服接觸到肌膚時，就會產生愉快的心情；反之，冰冷粗糙的接觸，自然和不愉快的情感連結。所以，皮膚所傳送的原始感覺訊息若不夠充分，是資訊量雖然充分，但處理機能不發達或引起混亂時，這些感覺系統必連帶地混亂不堪，本來是又強又痛的刺激，反會變成愉快的刺激，而原本是愉快的刺激，反變成不愉快的相反感受。

再舉例：右手因運動痲痺而緊握拳頭，在無法張開之下長大的孩子，若硬將其手張開而觸摸其手掌，極易令孩子產生不快。又例如：一個從未刷牙的智障兒，可能會極端地不願口中被觸摸到。和普通孩子一樣，好動的孩子當中，也有不願被人觸摸或緊抱的感覺，也有的孩子特別討厭水，有的却恰恰相反，有的甚至受重傷却不覺得痛……，這些在在說明孩子的觸覺感受已相當混亂。

這並非單是皮膚感覺方面的混亂異常而已，連情感世界亦會混亂，導致行爲上的不正常，這些被認爲是一個很大的因素。另一方面，對自我的認知、確立自我的基礎亦會受到影響，所以這些和前述的感覺運動學習同居重要地位，應做爲保育目標以求進行。

行爲異常的孩子當中，亦有些孩子在聽覺及視覺方面混亂，這並不是表示孩子本身的眼睛或耳朵差，而是因爲感覺訊息處理機能在混亂中發展。例如：有的孩子對陽光照射會造成目眩，有的孩子却剛好相反，喜歡盯著電燈或閃閃發亮的光注目；有的對警車鳴叫的警笛聲特別害怕，有些則對任何聲響都會怕得塞住雙耳，相反地，有些孩子對警報聲、噪音却無動於衷。

像這樣的混亂，據說在味覺與嗅覺上亦有此跡象。總而言之，有異常行爲出現時，在調查其異常背景時，不妨懷疑其感覺系統是否混亂。

③規則

原則上來講，孩子雖然好動，但其總運動量並沒有超過普通孩子。當普通孩子處於靜態時，好動的孩子並非運動量大，而是其行爲較顯著罷了。

當普通孩子早已結束好動的階段，也就是能夠爲確實目的而活動，或是安靜認真地專注於一件事時，正是已具動與靜二者的分化。而好動的孩子對這兩者的分化程度，可說相當遲緩。動的方面如前所述，由於精力充沛，所以對其活動內容應有計劃，使其活動後能安靜下來。對其安靜的態度不但應尊重，另一方面應持續計劃，努力使其時間加長，這種努力我們姑且稱爲「規則」。

提起規則，也就是無論處在何種狀態，或發展是否到達一定標準，從保育人員的立場，都應規劃出一定的範圍，片面要求孩子完成一件事。但是必須配合孩子在這方面的狀態與發展程度，而在孩子可能活動的範圍內予以設定這樣的目標。

孩子發展學習規則的階段，大體如下：

(1)了解「禁止」的意義

對外在規則已了解的階段。

①聽到母親說「不可以」時，把手收回看著母親（十個月）。

②邊看著母親玩（十五個月）。

③雖聽到母親說「不可以」，但無動於衷，繼續玩（十八個月）。

(2)前道德的階段

外在規則逐漸內面化的階段。

①因為會被母親責罵而不再做。

②因會吃虧而不做。

(3)根據社會規範、評價的道德性階段。

注意社會上的讚美與責備，並能控制衝動。

(4)根據自我倫理觀念的道德性階段。

用正義的內在控制。

道德性的發展，在七歲時，「因為會被挨罵所以不做」的佔70％，「會吃虧而不做」的佔20％。在幼兒期，主要是了解禁止意義的階段，所以(3)、(4)的說明在幼兒階段並不具意義，在此篇幅內僅順便一提。換言之，階段是要慢慢推進的。從發展階段來看好動的孩子，想利用責罵班上其他孩子的這種計劃並無實效。規則的第一步是以防止危險為目的，逐漸地擴大到場地規制、時間的規制等等。

設定規則時，不要以「不聽話」的角度來看，而應改以「不會聽話」的眼光來看。「不會聽話」的原因很多，可能是不了解語言的涵義，也可能是注意力無法集中之故。因此指示孩子時，不妨以動作代替語言，例如：抓著孩子的手，或是直接以其身體作指示。在開始作階段規制時，一定要持續反覆，否則孩子不太容易了解，且會有混亂的趨勢；例如：在適當的階段，可反覆教導其了解「不可以」。

保育上的問題點及對策

對於孩子所害怕之事物

有些好動的孩子，對於某些特定的東西無法理解而抱持害怕心理，如前面所提過的，聽到遠方救護車的警笛聲便會哭泣。由於聲音尚在遠處，所以媽媽並不知道孩子哭的原因何在，當聲音逐漸逼近時，母親才恍然大悟。這是對遠處微小聲音有所反應的孩子，也有些孩子對於某些特定的物品極感害怕，如縫製的布偶等等。

像這樣的情形，當保育人員並不了解其害怕原因時，可以嘗試拿各種物品查明其害怕的物品是什麼？如果已經知道根源所在，特別是剛入園初期，不妨將其所害怕的東西藏起來或放在遠處，以消除害怕心理。若想讓孩子慢慢地習慣，一定要先等到孩子的心情穩定後再予實施。

要讓孩子習慣時，若是物品，則保育人員不妨抱起孩子，或以手握住孩子的手，使其有安全感，再將其抱近物品讓孩子看個清楚，並藉此觀察孩子的表情、呼吸與悸動情況，以瞭解孩子害怕的程度，但記住千萬別嚇到孩子。爲了讓孩子逐漸習慣，要花很長時間，逐漸縮短距離。

這種害怕的原因，主要係因感覺系統的反應過強所致。試以玩偶爲例，可能和其型態、大小、觸摸感（如：軟綿綿地無從抓起、毛過長以致令人害怕等）有關。所以訓練方法，應先從孩子摸的材料所做的物品開始，讓孩子漸漸習慣，這倒不失是個好方法。

脾氣暴躁

好動的孩子往往因難以適應規則，以致常有脾氣暴躁之時，而這種狀況有時連保育人員都難以了解，而脾氣暴躁有時甚至會呈現強烈的恐慌狀態。

基本上，應培養孩子具備忍耐的能力，在指導時，首先要設定的目標是遇到欲求不滿時，不致動輒暴躁不安，然後逐漸增加臨場感，特別是給予孩子所喜愛的東西（如鑰匙等），以增加暴躁以外的行爲，這方法亦可使用。至於後面的方法，有的人較不認同，理由是認爲太牽就孩子，但有時情非得已，也頗能收一時之效。

總而言之，在此所說的脾氣暴躁，不是那種光說服便能使孩子安靜的程度，而是強烈如爆炸般，所以應儘量避免孩子出現這樣的情況。但是，若失去目標，則毫無任何用處，所以在規則的階段裏，應先重新評估孩子到達的階段，若無錯誤，那麼一定要堅持態度去執行。

至於應付孩子脾氣暴躁的方法，可換個手抱孩子、緊抱著孩子等等，都是不錯的方式。雖然抱著孩子時，孩子可能會激烈掙扎抵抗，但只要保育人員堅持不妥協，孩子往往會停止掙扎。持續這種方法下去，當孩子對欲求不滿而無法忍耐之時，即會轉往求助於保育人員了。

感覺訓練

請參考前章所述。特別是全身運動所帶來的前庭感覺刺激，對於好動的孩子相當有效，是頗值得一試的方法。

究竟應以何種感覺做為對象，當然需視孩子的狀態而定。要刺激其皮膚，並不僅是感覺的訓練而已，對健康亦有連帶關係，因此無論在園裏或家庭中，最好連普通兒童都一起實施較為理想（第二章）。

對於好動的孩子，首先保育人員可以自己的手掌摩擦對方的手掌，若對方不願意，仍要體貼地刺激，使其慢慢習慣。刺激範圍亦需逐漸增加，所給予的刺激同時要漸漸地讓他了解，最後階段則是以乾布摩擦全身或以冷水接觸。例如：乾布摩擦對孩子而言未必喜愛，不過最後終究會習慣。至於冷水接觸，指的是於沐浴後起身時或洗澡中途，以冷水澆淋在孩子身上而言。當然，剛開始先從脚淋起，亦可以溫水、冷水相互交替。

如果視覺、聽覺和其他感覺有異常時，亦需特別處理。對於孩子所喜歡的異常刺激應儘量給予滿足，至於其討厭的刺激，則不妨在孩子可忍受的範圍內逐漸加強，以此為準則。例如：對陽光異常喜好的孩子，可以鋁箔紙裝在大箱子內；剛開始時，孩子會在裏面玩得時間較為長久，以後逐漸縮短，久而久之便失去了新鮮感。所以在實際場合上，爲適應孩子的異常性，在這方面要特別費心應付之。

規則

在設定規則時，不要只想到規則本身，而應彈性運用。例如：爲限制孩子離開座位，不妨給孩子玩玩粘土遊戲，除此以外的活動，一律禁止。如果沒給孩子任何注意的目標，只一味規定孩子坐在位置上，效果必大打折扣。

①要坐在位置上

雖然孩子坐在位置上，但若沒有吸引他的事情或明確指示，那麼孩子不可能一直乖乖地坐在原位。有一種方法是保育人員的手放在孩子肩上，或是雙手抱著孩子的腰來指導，抑或把手按下去時，即表示「要乖乖坐著」之意，透過手傳遞訊息給孩子。在孩子未動之前，即可隨時感覺到，所以孩子稍微一動，老師便可利用放在肩上的手加以制止。一般說來，若等到孩子有行動出現再予制止已來不及，所以未雨綢繆的最好方法便是先將手放在孩子肩膀上。

②抓住

在此要探討的是，即將衝出教室外的行爲該如何制止。此處所教導的是可活動的範圍，當孩子想走出室外時，應給予阻止；所以當孩子跑出去時，在庭園內追逐，這也不能解釋爲教導賽跑的快樂感覺。既然無法使其感受到命令「到此爲止」之意，就應確實抓住孩子，使其身體能體會到「只能到此爲止，不可以再前進」。

以這種方式讓孩子了解界線範圍，以後孩子一旦到達界線邊緣，便會回過頭來望著保育人員，而當保育人員看到這裏時，才會作出要跑出去的態度；如果能到達這樣地步，那麼所容許的動態範圍孩子已然了解，應依預定目標確實執行，或是由保育人員自行判斷，甚至也可將其遊戲化，如演變成「警察抓小偷」等方式。

③從刺激分離

園裏的播放器材很可能是好動的孩子所喜愛的，那麼該如何禁止孩子動手觸摸呢？第一種方法就是將東西放在孩子看不到之處。不過，想把東西藏在孩子完全找不到之處，並不簡單。另一種方法是當孩子用手觸摸播放器材時，與其推開他的手或是大聲斥責，還不如將其整個身體抱走，使其與刺激對象分離，然後責備孩子「不可以摸！」以這種方式會使好動的孩子直接感受與了解。

④計劃規則時

如果目標不明顯，規則的標準也不固定，那麼有時候對孩子採取阻止態度，有時却予鼓勵，如此極易令孩子混亂。對於規則實施的程度因人而異，然對孩子而言却搞不清楚。所以在計劃設定規則之前，倘若不易決定時，不妨先設定大體的基準，觀察孩子的接受狀況後再作調整即可。

至於規則基準的遵守，並不偏限於保育人員，連全體教職員都應知道才行。總之，應統一規則的順序才是根本。

⑤對於其他孩子母親的反應

最後要提到的是其他孩子母親的反應了。好動的孩子對其他孩子母親而言，一般反感理由不外乎其好動行爲往往妨礙到其他孩子的正常學習，以致程度落於別班之後。

這是一件發生在某幼稚園裏的眞人眞事。有一個好動的孩子不安於室，經常在上課時間飛奔室外，使得全園保育人員到處追趕，這件事遂成爲其他孩子母親間的話題。後來所有保育人員研究結果，決定邀請這些擔心的媽媽們來園裏參觀。媽媽們果其然地到校觀摩，發現這個好動的孩子雖然相當活潑好動，但並沒有想像中那麼頑劣，況且對整個學習活動也沒什麼妨礙，尤其是這孩子和自己的孩子一樣，又是那麼可愛且充滿活力。有此認識後，便釋懷放心了。如此一來，原本滿心歉意的好動兒之母親，也跟著笑顏逐開，卸下心中一塊大石。

當筆者聽到這則報導時，實在是感動萬分。其實，幼稚園若準備收容智障兒時，這絕非是學校和孩子間的單純問題，連帶地亦要考慮其他家長的反應與接受程度，更可說是個相當廣泛的社會性問題。至於解決的方法亦不勝枚舉，但是能像前述幼稚園全體保育人員所採用的方法，倒不失爲極佳的對策。

第七章　達成家長願望的方法

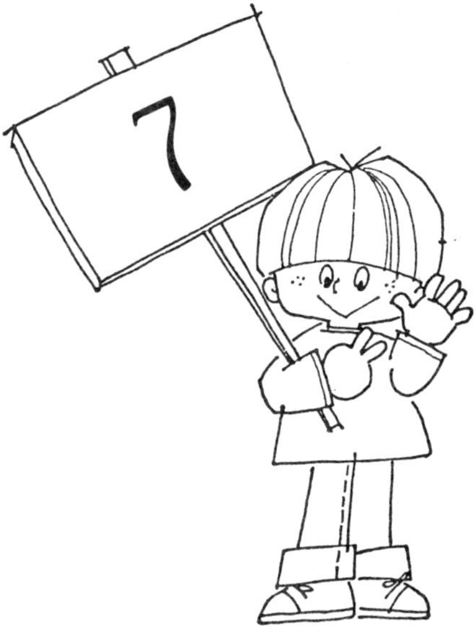

父母的願望

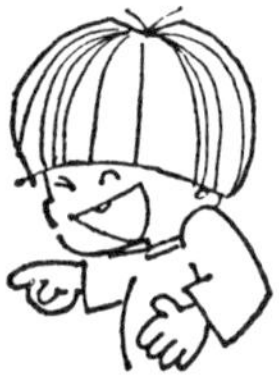

筆者曾看過有些孩子受到親生父母的凌虐，打得遍體鱗傷、骨折、或是讓孩子餓得骨瘦如柴後，才帶孩子到醫院。當然這種例子僅是少數，但無論如何，總令人難以相信懷胎十月的母親，竟捨得如此傷害自己的親生骨肉，怎不叫人驚愕呢？然而，這種母親並不是對自己所有兒女都有這種虐待行為，相反地，有時却充滿了母愛，所以其心理眞叫人難以捉摸。

這種例子自屬例外，一般父母發現孩子有異時，哪一個不想趕緊解決或醫療呢？大體說來，普通症狀或受傷程度輕者，可隨時治療，但若是運動遲緩，神志不清、眼睛不看對方、不會講話……等等，很可能是失聰所致。——對以上種種症狀都應注意，若置之不顧，怕眞成了智障兒。但是放眼望去，眞正願關心的醫院並不多見，雖然有些醫生已發現孩子異常之處，但多以「將來也許會恢復正常」、「先觀察一陣子再說」、「已經無法醫治，眞是遺憾」……作為搪塞而敷衍過去。至於醫生較注意並願意診治的部分，則如耳朵、眼睛或肢體方面的部分障礙，而對語言和智慧上的遲緩等內面障礙時，這種印象特別強烈表示。

一般的父母，雖明明已發現孩子逐漸顯現異常，但內心却無法接受事實，甚至安慰自己，而生活在不安與焦躁之中。在孩子面臨入學時，被迫要接受兩件事實，首先必須承認自己的孩子是個智障兒，第二，選擇合適的幼稚園。面對這兩種問題，能否承認孩子的缺陷，這問題暫置一旁，但對於第二個問題，一般父母恐怕難以認同。

要父母承認自己的孩子是智障兒時，主要是對「改善智障」的一種正面保證。但是，離開了普通兒童，也等於承認「歸屬於障礙兒的團體」；倘若「改善」這種設施相當良好時，只要歸屬在內而一、兩年即能獲得相當程度的改善時，相信所有父母就不致產生排拒心理，反會趨之若鶩吧⁉

智障程度較輕微的孩子，不需多久時間便有可能回歸於普通孩子的團體裏去，就算程度較嚴重的孩子來講，進入設施完善的專門機構，若能獲得相當程度的改善時，相信家長亦會毫不猶豫地做選擇。但如果這個學校設施僅是打知名度，却一點效果也沒有時，對所有父母而言，僅是「歸屬障礙兒行列」、「與普通孩子隔離」的負面結果罷了。

基本上，所有家長對「如何改善」、「如何對待智障」所持看法不一，但起碼有兩個共同心願，一是盼望能「改善障礙，儘可能像個普通孩子」，另一個是希望能「歸屬於普通孩子團體」中，也就是在普通孩子的圈子裏受到照顧。

將這兩個心願合而爲一的最好辦法，就是「邊改善障礙，邊歸屬於普通孩子團體中」。依筆者之見，對於適應障礙品質與程度，療育機關應負起改善障礙的主要任務，同時在保健中心、幼稚園等幼兒教育之處，亦能設立障礙者的座位，如果能做到這些，那眞是太好不過了。可惜，從現實上來講，這些構想採用的機會微乎其微。如果障礙程度單純如重聽、肢體殘障、狼咽等時，還較有採用可能，如果是屬內面障礙方面，如智能不足、語言發展緩慢、情緒障礙等，想寄望保育場所的特別照顧或是想擁有醫療的專門機構，那是件相當困難的事情。

「障礙」這句話給人的直覺反應，是「身體或精神方面的不完全」、「能力不全」及「環境的不全」。簡單來講，就算是「身體或精神上的不完全」，只要找到合適的老師予以教育，那麼在能力發展上會有很大的差別。但所處環境（如建築物方面、精神方面等）對此障礙的接受程度如何？能否在社會上工作、結婚、生子等，完成責任與義務，成爲社會人士？當然，也有些可能是一輩子被關在家裏、或是收容場所內。無怪乎，身爲障礙兒的父母們要如此大聲疾呼「把我的孩子治療好」、「教育我的孩子」、「讓我的孩子加入你們中間吧！」

接受的立場

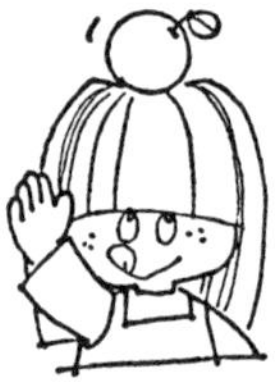

如果住家附近剛好設有頗具水準，且值得信賴的療育機構，而自己孩子又能順利入此接受教育，加上保育員能接受家長的要求和看法時，相信家長就可以爲孩子鬆了一口氣吧！的確，照顧

障礙兒是件吃力不討好的工作，不但身負重責，工作又辛苦備至，惟從積極面來看，這不但可磨鍊自己，而且頗具新鮮感，甚至常會出現令自己感動的場面，對一個保育員而言，這眞是一個難得的經驗。

倘若附近並沒有這類專門機構時，就較爲苦惱了。不但要全面接受家長的意見，又沒有可商量的對象，甚至連協助的機構也沒有。同時，因缺乏專門的療育設施，就算有也不見得能得到父母的信賴，加上程度較嚴重的孩子，亦有被收容的必要，如此一來就必須考慮增加保育員。像這樣的情況，在普通孩子的團體中，不只是進行障礙兒的保育而已，連障礙兒上厠所、餐飲等亦包括在內，甚至有時又需扮演臨床心理醫生、語言學習訓練師等多種專門角色。

遇到這種情形，該怎麼做呢？答案只有兩個。

首先，是負起一切責任，自己訂定目標「我就是要來照顧這可憐的孩子」，儘所有能力範圍去做才理想。筆者在此亦要建議保育員和家長好好溝通，並表明自己僅是一名保育員，既非心理師、訓練師，當然更不是醫生，請求父母一起協助教導，在彼此相互學習的態度之下，從儘可能的範圍內進行。如果父母僅一味地將責任交給保育人員，那麼保育人員自然無法承受如此沈重的負擔。

另一個方法是——一開始便拒收這種孩子入園，就算允許入園，但必須在不妨礙其他孩子的範圍內。障礙兒中，除了好動的情緒障礙孩子外，只要沒人動他，根本不需保育人員的過分操心，曾聽一位老師說：「根本不需我操心，哪會麻煩呢？」從這句話中，使筆者聯想到障礙兒的角色有如「客人」。有的老師會有如此想法「能讓這種孩子進入這種正常孩子的團體中，就已經很不錯了」，這種想法實在要不得。既然讓智障兒入園，那麼就應盡力照顧並特別花心思才行。

與家長的接觸

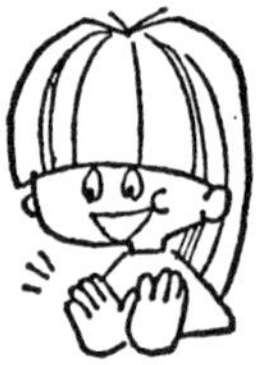

我們常聽到大家這麼說「最好的醫生就是父母」、「父母才是最好的老師」，然而這僅是對父母期待的一面罷了。如果有對自己孩子動手術卻情緒完全不受影響的，那眞是少之又少。我們不可否認，爲人父母者亦有迷惑、無所適從的時候，有時緊抱孩子，有時歇斯底里或愚昧，正因父母有此方面的傾向，所以才能豐碩地培養孩子成長。若狹窄地規定父母應具有如教師的賢能和如醫生的冷靜理智，如此才是榜樣，這樣要求是不對的。

話雖這麼說，但我們亦希望身爲障礙兒的父母，能以客觀理性的眼光來觀察。以正常孩子而言，就算母親無暇聽他講話，自己也會滔滔不絕地敍述。但對於語言有障礙的孩子來講，好不容易開口說話，母親却不耐煩地說「你說什麼我聽不懂」、「好了，好了，我已經知道你的意思」……搶著這麼說時，等於軋斷孩子脆弱的萌芽機會。有些媽媽在孩子面前向人大吐苦水「我就是因爲這孩子才特別辛苦勞累……」、「這孩子花了我不少的心血……」，這種母親和前面那位拒聽孩子講話的母親以及其他如支配式的母親、過度保護的母親等等，都令人相當擔心。因此，難免會令人心生此感：「母親的心態若不矯正，那麼對孩子必有不良影響。」

然而，這種母親並不至於會引起什麼大問題，那是母親在不知不覺中所做的，「對孩子會造成不良作用」屬於這種表現較多。例如你（老師）向大人（孩子家長）講話時，若是關係如同上司—部下時，較不易開口，但仍需好好溝通，使對方了解。做爲父母親並非有一定模式可循，也沒有任何標準可言，更何況未曾接受他人詳細教導後才開始進行照顧智障兒。就算是智障方面的專科醫生，除了對有關障礙程度和治療預估可表示意見外，也未能仔細教導如何和孩子接觸，所以我們又怎能強求父母要正確地處理並對待障礙兒呢？

保育者對於父母的意見不可持反對態度，而應秉持共同探討的原則，且對於家長的詢問，更應具體說明，相信家長必能理解。有的老師平時不敢向家長建議，一旦孩子發展緩慢時，又將責任推到家長身上，這種態度連筆者也曾如此過。對於這種責任上的轉嫁，有時甚至會自我安慰與包容，但是別忘了推動父母亦是我們工作的一環。

常常有些父母會如此詢問：「要怎樣做，孩子才會進步呢」、「在家庭中應用何種態度對待孩子？」這時候，希望以老師們的立場給家長一些實質建議，如：「這部分可這麼做，遇到那種情況時，又可這麼處理……」如果能以這種具體的方式請求家長協助時，相信家長一定樂於配合。老師和家長在溝通時，應注意口氣，千萬不可以斷然態度支使他人，如果自己也拿捏不定時，不妨大家共同商量並徵詢意見「你認爲這麼做如何？」這樣的態度是最理想不過了。另外有一點要注意，希望父母雙方都應負起責任，因爲母親在家亦有家務要做，若將一切育兒責任交給母親的話，責任恐怕太重了。

有些家長在詢問老師問題時，無論是一般性或專門性，老師難免亦有不了解之處，但總會儘量把所知道的都傾囊相授；有的老師對自己亦不明白之處，可能會求助於書本，但筆者認爲並無此需要，有些問題與其透過書本上的知識，還不如從實務經驗對家長說明。當然，對於自己不明瞭之處，亦應坦白告訴對方，這點很重要。因爲「不知道」並不代表「沒有回答」，這對家長而言，「這問題連老師都不知道」時，就是答案了。如果老師明明不知道却不承認，反而在外表態度上還裝著自信或什麼都會，相信家長以後反而不再找你商量。

有時候，父母並不是眞的有什麼問題需要老師解決，而僅是找人聽她（他）發言，這時候老師不妨靜靜地聽她（他）講，做一個最好的旁聽者也很重要。憑著想像，可以體會這位母親的需要和煩惱，同時，讓母親有個發洩之處，讓她知道你能體會她的心情，相信這對母親的心理亦有很好的影響；而且，這還有一個好處，就是當老師和家長建立起共識與共鳴感時，有些是家長較不可能接受的意見，但當一想到這是老師的一番好意時，相信家長也樂於接受。

雙親會

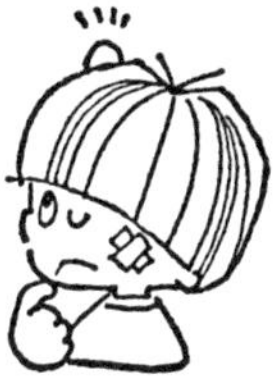

這種組織機構在日本已正式成立多年，但國內似乎並未有此機構。這種機構主要以「精神薄弱者育成會」爲首，在日本各地成立許多的「雙親會」。由於在正常孩子團體中，障礙兒的父母難以遇到和自己有共同煩惱的對象相互訴苦，因此成立了「雙親會」。

在同是有障礙兒的家長中間，不但彼此有共同話題、一致目標，而且有的「前輩」可提供「後輩」一些資料、經驗或心得，同時亦可指導尚不熟練家長的態度與展望，大家互相扶持、鼓勵與安慰，倒不失爲一個好方法。

醫療機構

最後，我們要將有關各種障礙的專科醫生予以歸納。

基本上說來，若住家附近有可信賴的小兒科醫生時，不妨去與醫生溝通，如果可以的話，則應建立如家庭醫生般的親密關係。

•有關一般性健康問題——小兒科醫生。若這位醫生對障礙兒方面相當專門的話，不妨可視為家庭醫生。

•關於痙攣——小兒科醫生。而且要屬小兒神經科的專科醫生。

•關於心臟——若能找到專門的小兒心臟科醫生，那是最好不過了，但也可以和普通的小兒科醫生討論。

•泌尿方面——泌尿科的專門醫生。

•水腦症——腦神經外科醫生。

•有關眼睛——當然是眼科醫生。但還是以專門的小兒眼科為最理想，但因此方面的專科醫生似乎很少，所以無法期待。

•有關口腔——關於齒科及一般性的治療時，找普通牙科即可。如果孩子是屬治療較為困難時，則應找小兒牙科為理想，不過目前這種專科醫生似乎微乎其微。至於口蓋裂、狼咽等特殊問題之時，應找口腔外科的專科醫生（大型醫院）。

•肢體殘障——這是屬於整型外科醫生。以肢體殘障整形外科醫生為最佳。

•情緒障礙——屬精神科醫生。以專門治療自閉症領域且相當熱心的小兒精神科醫生為最理想。也有些老練的心理臨床家，如果不是純粹的醫學問題，向此種心理專家請教亦有效果。

•有關智障問題——目前並無此方面的專科醫生。雖有這方面的醫生可給予診斷，但不受理行為治療，所以最好找對此方面有多年經驗的心理專家或教育專家共同商討對策。

●有關語言障礙——可找治療語言的專家或專門的機構。普通醫院無此方面的設備，所以只能請教這方面具多年經驗的專家。

●有關聽覺障礙——如果是耳鼻喉科可以處理的傳音性重聽時，當然就是找耳鼻喉科醫生。由於小孩子的聽力檢查所費時間較多，所以到普通的耳鼻喉科較不易治療。因此在剛開始時，可先到耳鼻喉科檢查耳鼻有無異常，若器官正常但却懷疑是重聽之時，就必須請這位醫生介紹或自己尋找專門的耳鼻喉科醫生診治。

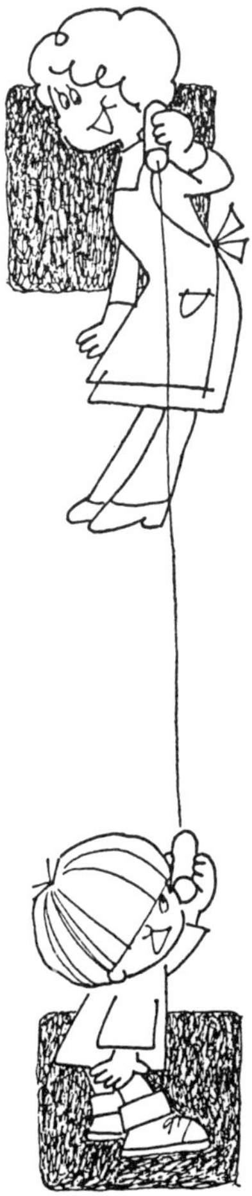

第八章　觀察與記錄的方法

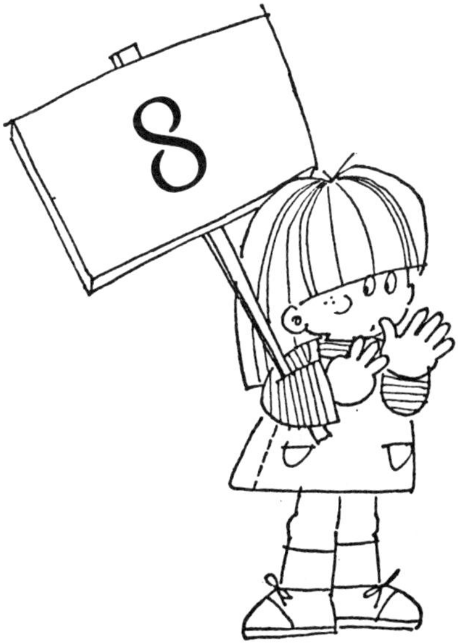

分析式的看法

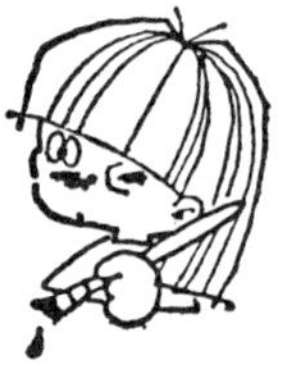

醫學上的眼光是屬於分析式的，教育的眼光則屬於整體性。在這裏，並不是要比較何種眼光的優劣問題，筆者認爲爲了適應障礙兒的教育世界，若能稍帶些分析性的眼光，似乎較爲理想。

截至目前爲止的教育和保育世界裏，通常是以基本能力正常的孩子爲對象，就算運動稍差的孩子，亦在正常的範圍內，故對此方面沒有特別煩惱的必要。但是，障礙兒已超過了正常不足的範圍，所以關於這點，似乎有特別顧慮與指導的必要。因此，對這方面所持的看法亦有所不同。

在教育的世界裏，對於觀察孩子方面，基本上是屬整體性的，而且記錄上也易流於「敍述性」，在敍述孩子行動時，往往缺乏重點，而且極易主觀。例如：對於一個超過正常不足現象、理解力不夠、又常常離開座位的小孩，在寫記錄時，可能會這麼敍述「沒辦法安安靜靜地坐在座位上，老師稍一疏忽便跑到外面，不合群、缺乏團體觀念……」。這麼一來，只能粗略地了解狀況，應再深入一點，是每一堂課都無法安靜地坐在椅子上，還是只有一部分時間？是完全不肯參與團體活動，還是沒辦法參加？抑或只參與一部分？從記錄上看來，我們無法得知實際情況。

爲什麼要做觀察記錄呢？除了記錄孩子的成長與發育情況外，透過觀察與記錄，很容易找出孩子什麼地方發展遲緩？什麼地方不正常？如何伸展？為了方便下一步的實踐與著手，這份記錄便成了直接、客觀又珍貴的資料來源。對於障礙兒，特別是腦部障礙兒，無論從運動、感覺、認知或社會性方面來講，大部分都有問題存在，而這些問題會像蜘蛛網般糾纏在一起，呈現在你眼前。

這又像是電視機，如畫面是否模糊不清？彩色不明？這些以整體上來講，不純粹是畫面問題，我們應追踪其問題所在，是否天線方面有問題？映像管正常與否？……等等。同理，我們在觀察孩子行為而記錄時，正應抱持此分析式的眼光及態度才是正確的。

當然，這種分析式的方法難免會失去整體的觀點，這也是我們應反省之處，在教育圈內本來就具有這種整體觀察的眼光，這也就是筆者在此要特別強調「分析式」的態度所在。

記錄的方法

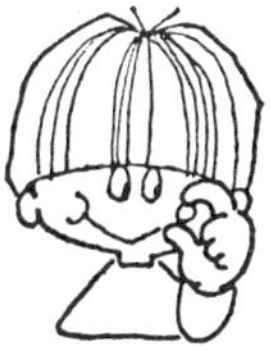

在醫學圈子裏，所做的記錄（處方箋）一直是散漫、不著邊際，目前引進新的想法，透過這個想法，在本單元中，我們將探討記錄的意義。

人的目的行動，其過程經過大致如下：

某些刺激性的訊息↓動機↓問題意識化（開始要解決問題）↓積極地收集並整理訊息↓判斷↓計劃完成的解釋↓實行↓（修正）↓解決↓反省。

又如白天走在街上，最新的刺激性訊息就是肚子餓了。要吃什麼東西（動機）？決定尋找合適的店吃頓飯（問題意識化）。但是要進入餐館之前，會先想想這間餐館的格調如何？或是自己以眼睛和鼻子去直接感覺，甚至要考量自己荷包內的錢夠不夠……將這些問題集中在一起整理（收集並整理訊息）而決定是否要進入館內（判斷）用餐的計劃，此時若無多大問題，即可進入（問題解決）。飽食一頓後，接著要回味好不好吃？衛生如何？價錢是否合理？……等等，這便是過程。

而以醫生為例，當病人開口表示「身體疲累」時，便要廣泛地進行收集情報（問診、診察、檢查等），以這些為基礎，再組合各項問題後，即可找出問題癥結所在。醫生在處方箋上所寫的內容，不外乎是收集情報、整理、判斷、做成計劃、治療。當然筆者並不是要將如此冗長的順序全數帶入保育世界中，而是要延續這種想法去做記錄，這種態度相當重要，希望老師們要謹記在心。

觀察和記錄的順序

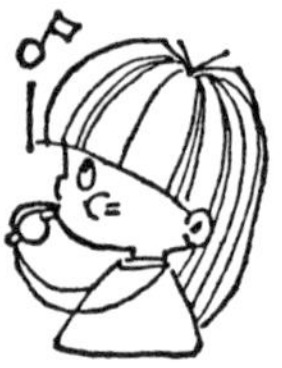

收集資料

孩子在入園前及入園後這段期間的資料，應儘可能集中在一起，這點不可忽略。正如第一章上所寫的，先從同化開始，從孩子出生到目前為止的出生證明、醫生的診斷書、治療及訓練經過等等，應從母親那裏或直接治療機關中收集一起。如果診斷名稱上，發現到相當罕見的病名和症狀時，就有必要查書以便明瞭情況。此外，對於孩子入園後的各種行爲，都應觀察記錄，並組合剛開始的問題與資料。在這時期，有下列幾點務必注意：

①不要只注意孩子的主要障礙，對孩子所表現的一切行爲也一定要仔細觀察。例如：一個好動、行動敏捷的孩子，我們通常會單純地認爲其運動神經發達，但其手指不靈巧的情況也不少，可能拿各種球或其他工具相當不順手，這點不得不注意之。

②記錄時不可漫無目的。首先應分出大項目後，再分類寫，這對日後要從資料中尋找問題點，有很大的實質助益。

③記錄切勿主觀。例如：兩個孩子相撞，其中一個躺在地上哭的時候，老師應判斷，究竟是兩人不小心碰撞或是故意的行爲？

④詳細記錄事實。例如：從「將水倒掉」這句話中，我們無法做任何判斷與計劃，但若是能

詳細記錄的話，則較易明瞭，例如「手要抓茶杯時便不停地抖動，結果沒抓好，茶水便流出來」。

⑤養成隨時做記錄的習慣。趁自己未忘記的時候便要記錄下來，所以記錄紙應隨身攜帶。

⑥考慮場合。觀察不限於教室內，亦包括運動場所。而且人數不限孩子一人，其和同伴一起時亦需觀察。如果方便的話，不妨請家長在家也可以觀察孩子的狀態並記錄，任何場合都有觀察的必要。

資料整理與設定目標

從以上所列舉各項目中，對孩子已有了解。當有關孩子的資料大體上齊全之後（入園一、二個月後），雖對孩子仍不甚清楚，但孩子所處狀況，多少還能想像，關於這點，將在後面章節要探討的大項目整理，並在各個有關項目中，儘可能依其發展順序予以整理。

這種作業亦應儘量設定時間，並請其他老師或協助者，甚至鼓勵家長一起參加評估會議。假如是自己一個人的話，看法極易產生偏差，若不設定時間及日期，又怕過於拖延。

有關目標的建立，大體上以一年爲限。例如：可設定「會和同伴一起玩」這樣的簡明目標，如此一看就相當明瞭，不像有的人在設定目標時太過於抽象化，以致難以明白目標究竟要達到何種程度，所以設立簡單明確的目標相當重要。另外，目標也不可設立過高，或是和理想相距太大，一旦目標無法達到時，不僅家長極易失望，甚至連老師本身有時也失去推動的勇氣。

解決問題的分析與設定

其次要分析的是，當設定一個目標以後，會受阻礙的因素是什麼？例如：一群同年齡的孩子們玩在一起，但這個孩子卻不參與，在設定目標是「使孩子能和同伴一起玩」時，就要探討其阻礙的因素，也許是因未學習、不曾和母親分離、人際關係有障礙、重聽等的交流障礙或肢體殘障的關係所致。諸如此類，為了達到目標，就有分析問題點的必要。而且在輔導過程中，將焦點對準在問題點上，一定要更仔細地觀察。

問題點的資料、判斷與指導計劃之擬定

延續前面所述的問題，如果問題點出在未曾和母親分開過，那麼應針對此問題加以解決。例如：是〔表9－1〕的情況時，則先考慮母子從未分開過的階段、理由而予以利用。如果這件事母親應負責任的話，那麼亦包括指導母親在內，而擬定一份改善的計劃，依此計劃逐步實施。但

A　與母親分開的過程

段階	內容
Ⅰ	前分離階段，尚缺乏和母親分開的意識階段，能和母親順利分開。
Ⅱ	一旦知道要和母親分開，會突然感到不安地緊抱母親而不肯分開，或是一旦發現母親已離開，會嚎啕大哭，並急著奔出外面要找尋母親。
Ⅲ	極端害怕和母親分開，緊抱著母親，以致難有分開的機會。
Ⅳ	雖不肯和母親分開，但老師在一旁幫忙或抱住的時候，還是有可能和母親分開。
Ⅴ	雖和母親已分開，但仍頻頻回頭看著母親，心裏有些不安感。
Ⅵ	知道要和母親分開，同時也離開母親。

C　遊戲的發展過程

段階	內容
Ⅰ	視情況發展，可能會發現到某些東西或玩弄身體，以自閉式對某個東西執著地玩著。
Ⅱ	每隔兩、三分鐘就會有不同的行爲，而且這種行爲和玩沒關係，屬不健全的行爲。
Ⅲ	在玩玩具時，雖會被其他感興趣的玩具所吸引，却始終裹足不前，只好一直玩同樣玩具。
Ⅳ	也許是時間過短或是尚無其他興趣，對於目前感興趣的玩具還想繼續玩。
Ⅴ	會花上長時間繼續玩，而且具有一套完整的玩法。
Ⅵ	集中注意力或感興趣的話，對於自己喜愛的玩具仍會繼續玩。
Ⅶ	完全歸納成一種遊戲，並且以統一的方式進行遊玩。

表９－１　有關團體治療過程分析表

是，並不是每次判斷都正確無誤，所以在實施過程中，亦應隨時視情況而修正計劃。

記錄過程與反省

如前所述，先設定問題，其次建立指導計劃，再寫下觀察記錄及問題點，只要採取這種形式即可。由於已有相當的目的意識，所以在觀察孩子所做的記錄不需過於繁瑣，只要把握重點即可。經過數個月後，若能達到此目標，即表示該問題已獲得解決，惟最後仍有必要把結果記載清楚。

以這種方式記錄，也許會覺得相當困難，但就像前面所說的，我們不也是常把生活中各種事情以此流程處理嗎？此處，我們所謂的「記錄」，也無非是將此流程按順序寫出來罷了。以筆者和一些工作人員打比方，如果一天要看數十個病人的話，那麼不可能在一個病人身上花上太多時間，所以只能扼要地記錄而已。但這並不是表示態度散漫地和病人接觸，而是腦中已有一定順序和決定接近的態度，所以對觀察與記錄更具實效，也相對節省不少時間，所以在此呼籲老師們也試著一起來進行。

分析的項目

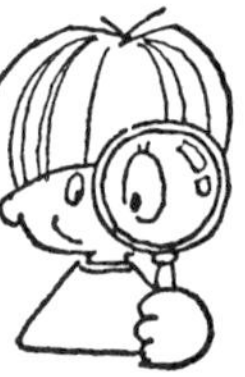

最好的方式便是將前面所寫的分成幾個大項目，以觀察孩子。以發展的方法來看，將孩子的能力可分為檢查法與指導法兩種。

發展檢查法的好處，是對孩子發展的水準一目了然，所以對於孩子目前大體上已發展到何種年齡所具水準，一看即可明白。而且這點對指導上的做法來講，不但重要，且是個有效的指標。

事實上還有一點很重要，不容忽視，那就是發展不正常。也就是說孩子所表示的異常性，不只是發展遲緩而已，以正常孩子而言，絕對不會出現這種特別不正常的行為。所以與其以發展的觀點來看，不如從行為變化這方面來看，反而更為有效。

總而言之，分類的大項目如下：①關於移動、運動和感覺（運動感覺、前庭感覺）的項目②用眼睛看，使用手的視覺認知、手的觸覺認知及有關手的運動等項目　③獨立自主、生活規律及其他一切有關教養項目　④以人際關係為中心的行為、社會性的發展有關係之項目　⑤聽覺方面的認知和包括口的運動等，以及有關語言發展的項目。至於智商和意願等的綜合性，包含在這些項目之中，必要時，可將其列舉出來，以做為其他項目。

行為分析

A　與母親分開的過程

第一階段：前分離階段，尚缺乏和母親分開的意識階段，能和母親順利分開。

第二階段：一旦知道要和母親分開，會突然感到不安地緊抱母親而不肯分開，或是一旦發現母親已經離開，會嚎啕大哭，並急著奔出外面要找尋母親。

第三階段：極端害怕和母親分開，緊抱著母親，以致難有分開的機會。

第四階段：雖不肯和母親分開，但老師在一旁幫忙或抱住的時候，還是有可能和母親分開。

第五階段：雖和母親已分開，但仍頻頻回頭看著母親，心裏有些不安感。

第六階段：知道要和母親分開，同時也離開母親。

B　減少不安、緊張的過程

第一階段：在新的環境中，無任何表情地玩著玩具。

第二階段：陷入極度不安狀態，害怕，甚至高叫，另有嘔吐等不安的身體狀況出現。

第三階段：相當緊張、不安，在遊戲中不安地徘徊，無法專心地玩。

第四階段：稍微不安感，對聲音或東西的動態極爲敏感。

第五階段：老師一旁協助，或是治療開始數分鐘後，自己便能自動去玩。

第六階段：只要環境不吵雜、緊迫，自己便能悠閒地玩玩具。

第七階段：可以自由自在地玩玩具。

C　遊戲的發展過程

第一階段：視情況發展，可能會發現到某些東西或玩弄身體，以自閉式對某個東西執著地玩著。

第二階段：每隔兩、三分鐘就會有不同的行爲，而且這種行爲和玩沒關係，屬不健全的行爲。

第三階段：在玩玩具時，雖會被其他感興趣的玩具所吸引，却始終裹足不前，只好一直玩同樣玩具。

第四階段：也許是時間過短或是尙無其他興趣，對於目前感興趣的玩具還想繼續玩。

第五階段：會花上長時間繼續玩，而且具有一套完整的玩法。

第六階段：集中注意力或感興趣的話，對於自己喜愛的玩具仍會繼續玩。

第七階段：完全歸納成一種遊戲，並且以統一的方式進行遊玩。

D　能理解「限制」之過程

第一階段：完全不了解限制的意義，且對限制毫無反應。

第二階段：雖不了解限制的意義，但老師說「不可以」（即限制）時，會望著老師而瞬間不敢玩。

第三階段：對限制的感覺能了解，當身體被制止或當老師大聲制止時，會視對方表情來決定是否聽從。

第四階段：除了玩得過於入迷外，對於老師口頭上的限制能聽從。

第五階段：老師以語言制止時，能夠聽從。

第六階段：能了解語言限制的意思，並停止受限制的行爲。

E　自我控制不易的過程

第一階段：無法判斷周圍的狀況，只憑一己衝動而行動。

第二階段：當被老師推動身體或抱住身體時，才能抑制衝動。

第三階段：老師以語言制止時，便能控制衝動，有時行爲亦能合乎當時狀況。

第四階段：對於想做的事過度壓抑，以致動彈不得，不安感隨即高昇。惟若老師以語言制止時，能做出合乎狀況的行爲。

第五階段：突然表露出壓抑的情況，有時又會變成侵犯性的，但亦能視環境而自我控制。

第六階段：能做適合環境的自我控制。

第七階段：行爲自由，亦能適切地自我抑制。

F　適應團體之過程

第一階段：不關心團體活動，只獨自玩或和老師玩。

第二階段：一旁觀看其他孩子玩，雖然自己未參與活動，但內心却彷彿已加入。

第三階段：看了其他孩子共同遊戲後，會自己仿照著玩。雖能對他人表示關心，但不會和他人玩在一起。

第四階段：雖和其他孩子玩同一組的玩具，但不和他人湊合玩，僅自己在一旁玩。

第五階段：能夠和其他孩子一起玩，雖然並不是和團體中所有孩子做完全一樣的活動，但能做類似的活動。

第六階段：得到老師的幫助，能和其他孩子一起做勞作、玩遊戲，並能在組織中一起玩。

第七階段：雖然沒有老師協助，亦能和其他孩子一起玩。

G　加深與其他孩子關係的過程

第一階段：對於其他孩子的活動，完全漠不關心。

第二階段：會以很大的聲音來表示對其他孩子激烈活動的關心，對於其他事物幾乎不關心，行爲也多以自我爲中心。

第三階段：沒有個人的關係，但會受周圍團體的影響。當其他孩子的動作過於激烈時，自己也會有同樣的動作。

第四階段：雖會模仿其他孩子所玩的有趣遊戲，但不會和其他孩子有所交流活動。

第五階段：在老師的幫忙之下，能彼此交換玩具玩，也能共同玩遊戲。

第六階段：對於朋友的邀請，不但樂於參加，同時亦能幫忙找友伴。

第七階段：有領導其他孩子的能力，亦能積極地建立人際關係。

H　本人與老師、朋友三者之間關係的建立過程

第一階段：完全不關心自己和老師及其他孩子間的關係。

第二階段：看到老師和其他孩子在一起時，只會注意而已。

第三階段：當老師和其他孩子一起遊玩時，雖會參與，但對於其他孩子的存在毫不注意。

第四階段：除了會注意到和老師一起玩的小朋友外，也樂於參與活動。

第五階段：想獨佔老師，並嫉妬圍繞在老師旁邊的孩子。

第六階段：會和老師及其他小朋友一同玩遊戲。

第七階段：雖然老師和其他小朋友一起玩，但能理解並肯定，同時亦能建立與老師和小朋友三者間的關係。

I　和老師間的關係加深之過程

第一階段：和老師間的關係既遙遠又陌生，好像沒有任何關係。對於老師的呼叫，也無動於衷。

第二階段：一種情形是完全聽老師的話，另一種情況是老師按孩子意思而行，但孩子却能泰然處之，無絲毫不安感。

第三階段：已能區分老師和其他孩子不同，雖然知道老師是個特別的人，但無法特別親近老師。

第四階段：雖對老師仍不太了解，但能認同老師並願意親近，也願意將自己的行動向老師表示。

第五階段：在老師面前，會有很多的引人注目的行爲表示。和老師間的關係是支配和服從的關係。

第六階段：視老師是個值得信賴又能幫助自己的大人，此時孩子對於自己本身的行爲、遊戲都可以自己處理。

第七階段：和老師間的關係是自由且開放式的，在這種關係中，能自然地表現自我。

J　開放情感的過程

第一階段：完全不會表露感情，屬於毫無表情的狀態。

第二階段：出現不完整的感情（模糊不清的興奮、不安與敵意）。

第三階段：單純地表現出喜、怒、哀、樂等感情。例如：身體碰到某一件東西而感覺疼痛時，會對此物品發怒。

第四階段：抑制否定式的感情，表面上裝出毫不在乎的笑容。

第五階段：表現出矛盾的心理情感，有時亦會產生激烈的情緒。
第六階段：有明顯且確定的感情和否定的感情表現。

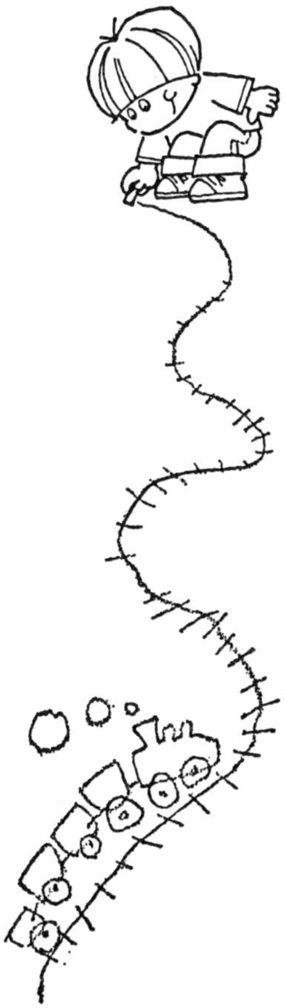

後記

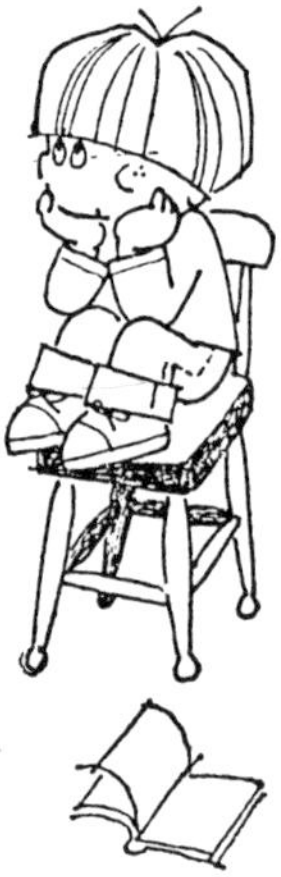

筆者在此要事先聲明，雖然我們也在實施智障兒的保育，但是我們是屬於「醫療團體」，而非屬於教育或是保育執行的團體，所以本書只能提供意見以茲參考，却無法成爲一本專門指導書籍。

一本指導專書，除了應有實際例子外，還必須不斷地實驗。在保育方面，特別是處在普通孩子中的智障兒保育，因其發展歷史尚淺，所以有關實際保育，實施方法的指南書籍，目前尚不可能問世。然而筆者在此衷心盼望此方面的專門老師們，能將平日實施後得到的經驗加以收集並分析，漸漸地歸納起來而編印出書。

拙作雖是爲智障兒而寫，但對於普通正常孩子也極爲重要，讀者們是否有同感？筆者認爲對於智障兒的保育，除了前面所提的之外，其結果應著重在實際保育上。

從事和智障兒有關的工作後，不論是從醫療方面、抑或教育方面來看，有關其本質與技巧，都應深入了解並探討。這道理就好像若不注意、管理，就無法栽培出植物一樣。從這方面來看，保育智障兒的這種經驗，必能成爲老師們最珍貴的一份財產，但願老師們都有長遠眼光，堅守工作崗位，以明朗開拓的胸襟在保育工作上篳路藍縷。

以前的孩子，吃的是天然食品，夏天裸露上身在田野草地上恣意奔馳，冬天也不畏寒；而且身處大家庭中，得以享受溫馨濃厚的親情，在愛的滋潤中成長。反觀現代孩子，生長在小家庭，在母親的期待與叮嚀中成長，吃的是人工添加食品，電腦、電視、錄影帶、電動玩具成了其娛樂重心……這些和以前的孩子比較起來，無論在健康及身心發展上，確有必要比以前小孩更為注意及加強教導。

有些孩子兩歲時，就能背誦數字和英文字母，父母親便以為是未來的天才兒童，殊知孩子在人際關係上所表現的竟是內向害羞的一面。就好像有的孩子玩盪鞦韆盪得入迷，有的孩子却連靠近都不願意，而這些必須靠保育設施積極援助的個例，正不斷增加中。

我們可以這麼說——透過智障兒的保育知識與技巧，對整體保育活動，絕對扮有舉足輕重的角色。

大展出版社有限公司
品冠文化出版社

圖書目錄

地址：台北市北投區(石牌)
致遠一路二段 12 巷 1 號
電話：(02) 28236031
28236033
28233123
郵撥：01669551＜大展＞
19346241＜品冠＞
傳真：(02) 28272069

・熱門新知・品冠編號 67

1.	圖解基因與 DNA	（精）	中原英臣主編	230 元
2.	圖解人體的神奇	（精）	米山公啟主編	230 元
3.	圖解腦與心的構造	（精）	永田和哉主編	230 元
4.	圖解科學的神奇	（精）	鳥海光弘主編	230 元
5.	圖解數學的神奇	（精）	柳 谷 晃著	250 元
6.	圖解基因操作	（精）	海老原充主編	230 元
7.	圖解後基因組	（精）	才園哲人著	230 元
8.	圖解再生醫療的構造與未來		才園哲人著	230 元
9.	圖解保護身體的免疫構造		才園哲人著	230 元

・圍棋輕鬆學・品冠編號 68

1.	圍棋六日通	李曉佳編著	160 元

・生活廣場・品冠編號 61

2.	366 天誕生星	李芳黛譯	280 元
3.	366 天誕生花與誕生石	李芳黛譯	280 元
4.	科學命相	淺野八郎著	220 元
5.	已知的他界科學	陳蒼杰譯	220 元
6.	開拓未來的他界科學	陳蒼杰譯	220 元
7.	世紀末變態心理犯罪檔案	沈永嘉譯	240 元
8.	366 天開運年鑑	林廷宇編著	230 元
9.	色彩學與你	野村順一著	230 元
10.	科學手相	淺野八郎著	230 元
11.	你也能成為戀愛高手	柯富陽編著	220 元
12.	血型與十二星座	許淑瑛編著	230 元
13.	動物測驗—人性現形	淺野八郎著	200 元
14.	愛情、幸福完全自測	淺野八郎著	200 元
15.	輕鬆攻佔女性	趙奕世編著	230 元
16.	解讀命運密碼	郭宗德著	200 元
16.	由客家了解亞洲	高木桂藏著	220 元

・女醫師系列・品冠編號 62

1.	子宮內膜症	國府田清子著	200 元
2.	子宮肌瘤	黑島淳子著	200 元
3.	上班女性的壓力症候群	池下育子著	200 元
4.	漏尿、尿失禁	中田真木著	200 元
5.	高齡生產	大鷹美子著	200 元
6.	子宮癌	上坊敏子著	200 元
7.	避孕	早乙女智子著	200 元
8.	不孕症	中村春根著	200 元
9.	生理痛與生理不順	堀口雅子著	200 元
10.	更年期	野末悅子著	200 元

・傳統民俗療法・品冠編號 63

1.	神奇刀療法	潘文雄著	200 元
2.	神奇拍打療法	安在峰著	200 元
3.	神奇拔罐療法	安在峰著	200 元
4.	神奇艾灸療法	安在峰著	200 元
5.	神奇貼敷療法	安在峰著	200 元
6.	神奇薰洗療法	安在峰著	200 元
7.	神奇耳穴療法	安在峰著	200 元
8.	神奇指針療法	安在峰著	200 元
9.	神奇藥酒療法	安在峰著	200 元
10.	神奇藥茶療法	安在峰著	200 元
11.	神奇推拿療法	張貴荷著	200 元
12.	神奇止痛療法	漆 浩 著	200 元
13.	神奇天然藥食物療法	李琳編著	200 元
14.	神奇新穴療法	吳德華編著	200 元

・常見病藥膳調養叢書・品冠編號 631

1.	脂肪肝四季飲食	蕭守貴著	200 元
2.	高血壓四季飲食	秦玖剛著	200 元
3.	慢性腎炎四季飲食	魏從強著	200 元
4.	高脂血症四季飲食	薛輝著	200 元
5.	慢性胃炎四季飲食	馬秉祥著	200 元
6.	糖尿病四季飲食	王耀獻著	200 元
7.	癌症四季飲食	李忠著	200 元
8.	痛風四季飲食	魯焰主編	200 元
9.	肝炎四季飲食	王虹等著	200 元
10.	肥胖症四季飲食	李偉等著	200 元
11.	膽囊炎、膽石症四季飲食	謝春娥著	200 元

智障兒保育入門

ISBN 957-557-096-0

主　　編／楊　鴻　儒
發 行 人／蔡　森　明
出 版 者／大展出版社有限公司
社　　址／台北市北投區（石牌）致遠一路 2 段 12 巷 1 號
電　　話／（02）28236031・28236033・28233123
傳　　真／（02）28272069
郵政劃撥／01669551
網　　址／www.dah-jaan.com.tw
E - mail／service@dah-jaan.com.tw
登 記 證／局版臺業字第 2171 號
承 印 者／國順文具印刷行
裝　　訂／建鑫印刷裝訂有限公司
排 版 者／千兵企業有限公司
二版 1 刷／2006 年（民 95 年）2 月

定價／200 元

大展好書　好書大展
品嘗好書　冠群可期

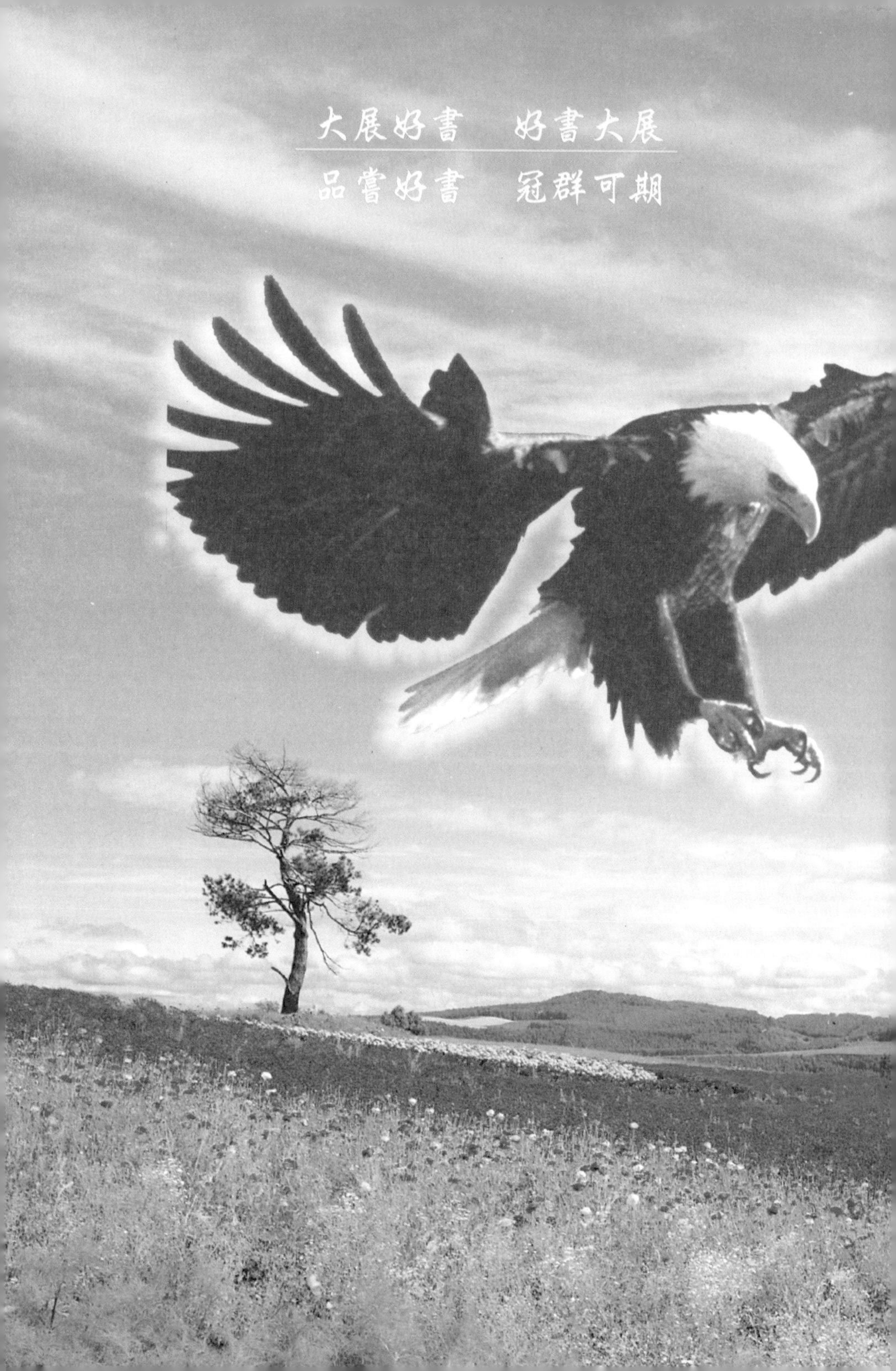
大展好書　好書大展
品嘗好書　冠群可期